国家执业药师资格考试 必背采分点

中药学综合知识与技能

主编 ◎ 田 燕 张 旭

扫码加入读者圈
与作者深入交流
获取最新大纲变化资讯

中国中医药出版社
·北 京·

图书在版编目（CIP）数据

中药学综合知识与技能/田燕，张旭主编. —3 版. —北京：中国中医药出版社，2018.12

2019 国家执业药师资格考试必背采分点

ISBN 978－7－5132－5318－5

Ⅰ.①中… Ⅱ.①田… ②张… Ⅲ.①中药学－资格考试－自学参考资料 Ⅳ.①R28

中国版本图书馆 CIP 数据核字（2018）第 246776 号

中国中医药出版社出版

北京市朝阳区北三环东路 28 号易亨大厦 16 层
邮政编码 100013
传真 010－64405750
保定市西城胶印有限公司印刷
各地新华书店经销

开本 787×1092 1/32 印张 10.25 字数 172 千字
2018 年 12 月第 3 版 2018 年 12 月第 1 次印刷
书号 ISBN 978－7－5132－5318－5

定价 39.00 元
网址 www.cptcm.com

社 长 热 线 010－64405720
购 书 热 线 010－89535836
维 权 打 假 010－64405753

微信服务号 zgzyycbs
微商城网址 https://kdt.im/LIdUGr
官方微博 http://e.weibo.com/cptcm
天猫旗舰店网址 https://zgzyycbs.tmall.com

如有印装质量问题请与本社出版部联系（010－64405510）
版权专有 侵权必究

中药学综合知识与技能 编委会

主　编　田　燕　张　旭
副主编　刘　明　武国宇
编　委　刘艳君　白雅君　孙石春
　　　　　张　楠　李　东　何　影
　　　　　齐丽娜　于　涛　张家翾
　　　　　张黎黎　董　慧　付那仁图雅

前 言

国家执业药师资格考试属于职业准入考试,凡符合条件经过考试并成绩合格者,颁发《执业药师资格证书》,表明其具备执业药师的学识、技术和能力。本资格在全国范围内有效。考试分药学专业和中药学专业。由于考试重点、难点较多,广大考生在复习考试中很难适应,这对于专业基础比较薄弱、信心不足的考生来说,非常有必要借助考试辅导用书来提高自身的应试能力。

应广大考生要求,多年从事执业药师资格考试考前培训的权威专家团队依据最新版"国家执业药师资格考试大纲",编写了这套《国家执业药师资格考试必背采分点》丛书。本套丛书共7本,分别为《药事管理与法规》《药学专业知识(一)》《药学专业知识(二)》《药学综合知识与技能》《中药学专业知识(一)》《中药学专业知识(二)》《中药学综合知识与技能》。丛书将考试大纲和复习指导用书融为一体,根据考试真题或常考习题,划出"必背采分点",便于考生利用碎片时间复习;同时加入考试真题,帮助学生熟悉出题思路,使其临考不至于慌乱,并对难点和重点给予考点提示,便于考生掌握。本套丛书主要供参加国家执业药师资格考试的考生使用。

我们相信,只要考生们认真学习,在本套丛书的帮助下一定能够顺利通过国家执业药师资格考试。

《国家执业药师资格考试必背采分点》丛书编委会
2018 年 12 月

编写说明

本书是2019年《国家执业药师资格考试必背采分点》丛书之一,由多年从事执业药师资格考试考前培训的权威专家根据最新版执业药师资格考试大纲及考试指南的内容要求精编而成。

本书将考试大纲和复习指导用书融为一体,书中内容按照章节编排,包括中医基础理论、中医诊断基础、常见病辨证论治、民族医药基础知识、常用医学检查指标及其临床意义、中医药文献信息与咨询服务、中药调剂操作的基本技能知识、中药的贮藏与养护、中药的合理应用、特殊人群的中药应用、中药不良反应。以历年考试真题或常考习题为重点,划出"必背采分点",非常便于记忆。同时加入考试真题,并对难点和重点给出少量的"考点提示",复习重点突出,便于考生掌握考试脉络。本书具有很强的针对性和实用性,供参加2019年国家执业药师资格考试的考生使用。

本书涉及内容广,不妥之处恳请各位读者提出宝贵意见,以便再版时修订提高。

《中药学综合知识与技能》编委会
2018年12月

目 录

第一章 中医基础理论 … 1
第一节 中医学的基本特点 … 1
第二节 阴阳学说 … 4
第三节 五行学说 … 8
第四节 藏象 … 13
第五节 生命活动的基本物质 … 24
第六节 经络 … 28
第七节 体质 … 33
第八节 病因 … 37
第九节 发病与病机 … 44
第十节 预防与康复 … 51

第二章 中医诊断基础 … 55
第一节 中医诊断学概述 … 55
第二节 四诊 … 57
第三节 辨证 … 78

第三章 常见病辨证论治 … 97
第一节 治则与治法 … 97
第二节 中医内科病证的辨证论治 … 103

第三节　中医外科病证的辨证论治 ………… 131
　　第四节　中医妇科病证的辨证论治 ………… 136
　　第五节　中医儿科病证的辨证论治 ………… 142
　　第六节　中医耳鼻咽喉科病证的辨证论治 ……… 145
第四章　民族医药基础知识 ……………………… 149
　　第一节　藏医药基础知识 ………………… 149
　　第二节　蒙医药基础知识 ………………… 155
　　第三节　维吾尔医药基础知识 …………… 158
第五章　常用医学检查指标及其临床意义 ……… 160
　　第一节　血常规检查 ……………………… 160
　　第二节　尿常规检查 ……………………… 161
　　第三节　粪常规检查 ……………………… 164
　　第四节　肝功能检查 ……………………… 165
　　第五节　肾功能检查 ……………………… 167
　　第六节　血液生化检查 …………………… 168
　　第七节　糖、脂代谢检查 ………………… 170
　　第八节　乙型肝炎病毒标志物检测 ……… 172
第六章　中医药文献信息与咨询服务 …………… 173
　　第一节　中医药信息 ……………………… 173
　　第二节　咨询服务和用药指导 …………… 176
第七章　中药调剂操作的基本技能知识 ………… 180
　　第一节　中药处方 ………………………… 180

第二节 处方审核	182
第三节 处方调配与复核	195
第四节 发药	199
第五节 中药汤剂	199
第六节 特殊中药处方的调剂	205

第八章 中药的贮藏与养护 ………………………… 208
　第一节　中药的质量变异现象 ……………………… 208
　第二节　引起中药质量变异的因素 ………………… 211
　第三节　中药贮藏 …………………………………… 212
　第四节　中药养护 …………………………………… 218

第九章 中药的合理应用 …………………………… 222
　第一节　合理用药概述 ……………………………… 222
　第二节　中成药的联合应用 ………………………… 226
　第三节　中西药的联合应用 ………………………… 234

第十章 特殊人群的中药应用 ……………………… 265
　第一节　老年人的中药应用 ………………………… 265
　第二节　妊娠期患者和哺乳期患者的中药应用 … 269
　第三节　婴幼儿患者的中药应用 …………………… 270
　第四节　肾功能不全者的中药应用 ………………… 272
　第五节　肝功能不全者的中药应用 ………………… 274

第十一章 中药不良反应 …………………………… 277
　第一节　药物不良反应概述 ………………………… 277

第二节 中药不良反应常见的临床表现 ……… 278
第三节 引起中药不良反应发生的因素 ……… 280
第四节 医疗用毒性中药的中毒反应和基本救治
       原则 ……………………………………… 282
第五节 常见中药品种的不良反应 ……………… 290
第六节 中药不良反应监测与报告 ……………… 314

第一章 中医基础理论

第一节 中医学的基本特点

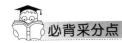

1. 中医学理论体系的主要特点是**整体观念和辨证论治**。

2. 中医学认识人体自身及人与自然环境、社会环境之间联系性和统一性的学术思想,称为**整体观念**。

3. 人体通过经络系统的联系及精、气、血、津液的作用,构成了**心、肝、脾、肺、肾**五个生理系统。

4. 以五脏为中心的结构与功能相统一的观点,称为"**五脏一体观**"。

5. 症,指疾病的外在表现,即**症状**。

6. 病,即疾病的简称,指有特定的致病因素、发病规律和病理演变的异常病变过程,**具有特定的症状和体征**。

7. 机体在疾病发展过程中某一阶段的病理概括,称为"证"。

8. "证"包括**病变的部位、原因、性质,以及邪正关系**,能够反映出疾病发展过程中某一阶段病理变化的本质,因而它比症状能更全面、更深刻、更准确地揭示出疾病的发展过程和本质。

9. 中医学认识疾病和治疗疾病的基本原则是**辨证论治**。

10. "辨证",是将四诊(望、闻、问、切)所收集的资料、症状和体征,通过分析、综合,辨清疾病的原因、性质、部位,以及邪正之间的关系,从而概括、判断为**某种性质的证**的过程。

11. "论治",亦称"施治",是根据**辨证分析的结果**,确定相应的治疗原则和治疗方法。

12. 决定治疗的前提和依据是**辨证**,治疗疾病的手段和方法是**论治**。

13. 中医治病主要不是着眼于"病"的异同,而是着眼于"证"的区别。"同病异治"或"异病同治"的依据是"**证同治亦同,证异治亦异**"。

历年考题

【A 型题】1. 下列属于症的是( )

A. 嗳气 B. 食积

C. 热淋 D. 虚劳
E. 鼻渊

【考点提示】A。症，指疾病的外在表现，即症状；病，即疾病的简称，指有特定的症状和体征；证，是机体在疾病发展过程中某一阶段的病理概括。

【A型题】2. 中医理论认为"症""证""病"含义不同，下列表述中属于"证"的是(　　)
A. 感冒 B. 咳嗽
C. 风寒犯肺 D. 鼻痒喷嚏
E. 恶寒发热

【考点提示】C。证包括病变部位、原因、性质，以及邪正关系。

【A型题】3. 根据中医理论，"症""证""病"含义不同，下列表述中属于"证"的是(　　)
A. 胸痹 B. 心悸
C. 气虚血瘀 D. 胸胁胀满
E. 胸痛彻背

【考点提示】C。

【A型题】4. 根据中医理论，"病""证""症"的

概念不同,下列表述中属于"病"的是(　　)

A. 厌食　　　　　　B. 嗳气

C. 脘痞　　　　　　D. 腹胀

E. 便溏

【考点提示】A。"症",指疾病的外在表现,即症状。"病",即疾病的简称,指有特定的致病因素、发病规律和病理演变的异常病变过程,具有特定的症状和体征。"证",是机体在疾病发展过程中某一阶段的病理概括,包括病变的部位、原因、性质,以及邪正关系,能够反映出疾病发展过程中某一阶段的病理变化的本质。

第二节　阴阳学说

必背采分点

1. 以天地而言,则**"天为阳,地为阴"**,由于天气轻清在上故属阳,地气重浊在下故属阴。

2. 以水火而言,则**"水为阴,火为阳"**,由于水性寒而润下故属阴,火性热而炎上故属阳。

3. 以动静而言,则**"静者为阴,动者为阳"**。

4. 以物质的运动变化而言,则**"阳化气,阴成形"**,

即是指当某一物质出现蒸腾气化的运动状态时则属阳的功能，出现凝聚成形的运动状态时则属阴的功能。

5. 凡是剧烈运动的、外向的、上升的、温热的、明亮的，或属于功能方面的皆为<u>阳</u>；相对静止的、内守的、下降的、寒冷的、晦暗的，或属于有形的物质方面的皆属于<u>阴</u>。

6. 阴和阳的相对属性引入于医学领域，即把对于人体具有推动、温煦、兴奋等作用的物质和功能，统属于<u>阳</u>；对于人体具有凝聚、滋润、抑制等作用的物质和功能，统属于<u>阴</u>。

7. 阴阳属性的相对性，主要表现在<u>阴阳的可分性和阴阳的相互转化性</u>。

8. 阴阳的相互关系包括<u>对立制约、互根互用、消长平衡、相互转化</u>。

9. 阴与阳相互制约和相互消长的结果取得了统一，即取得了动态平衡，称之为<u>"阴平阳秘"</u>。

10. 阴阳制约，即阴阳相互抑制、相互约束，主要体现在<u>阴阳相互消长的过程之中</u>。

11. 阴阳互根互用，是指事物或现象中相互对立的阴阳两个方面，具有相互依存、相互为用的关系，又称<u>"阴阳相成"</u>。

12. 阴阳互根，即阴阳相互依存关系。阴和阳任何一方都不能脱离另一方而单独存在。每一方都以其相对另一方的存在为自己存在的**前提和条件**。

13. 阴阳互用,即阴阳**相互资生、相互促进**的关系。

14. 阴阳在相互依存的基础上,还体现为相互资生、相互促进的过程,即所谓**"阳根于阴,阴根于阳,无阳则阴无以生,无阴则阳无以化"**。

15. 阴阳的互根互用,是事物发展变化的**条件**,也是阴阳转化的**内在根据**。

16. 阴阳消长的基本形式为:**此消彼长、此长彼消、此消彼消和此长彼长**。

17. 阴阳的消长(量变)和转化(质变)是事物发展变化全过程中密不可分的两个阶段,转化的前提是**阴阳的消长**,消长发展的结果是**阴阳的转化**。

18. 在疾病治疗中阴阳学说的应用原则是**确定治疗原则、归纳药物的性能**。

19. 阴阳是八纲辨证的总纲,表证、实证、热证属于**阳证**,里证、虚证、寒证属于**阴证**。

20. 阴阳偏盛的治疗原则是**"损其有余""实则泻之"**。

21. 阴阳偏衰的治疗原则是**"补其不足""虚则补之"**。

22. 寒、热、温、凉,又称**"四气"**。

23. 五味即**辛、甘、酸、苦、咸**。

24. 辛、甘、淡属**阳**,酸、苦、咸属**阴**。

25. 大抵具有升阳、发表、祛风、散寒、涌吐、开窍等功效的药物，多上行向外，其性**升浮**，升浮者为**阳**。

26. 具有泻下、清热、利尿、重镇安神、潜阳息风、消导积滞、降逆、收敛等功效的药物，多下行向内，其性皆**沉降**，沉降者为**阴**。

历年考题

【A型题】1. 下列药物属阳的是（　　）

A. 补中益气　　　　B. 清热导滞

C. 降气收敛　　　　D. 消积导滞

E. 降逆收敛

【考点提示】A。具有升阳、发表、祛风、散寒、涌吐、开窍等功效的药物，多上行向外，其性升浮，升浮者为阳；具有泻下、清热、利尿、重镇安神、潜阳息风、消导积滞、降逆、收敛等功效的药物，多下行向内，其性皆沉降，沉降者为阴。

【A型题】2. 根据阴阳相互关系，寒极生热、热极生寒属于阴阳的（　　）

A. 相互交感　　　　B. 对立制约

C. 互根互用　　　　D. 消长平衡

E. 相互转化

【考点提示】E。阴阳的相互转化是在量变基础上发生的质变,即物极必反。

【A型题】3. 治疗阳虚证,使用补阳药时常佐用少量补阴药的治法,称为(　　)

A. 阴阳互制　　　　B. 阳病治阴
C. 阴病治阳　　　　D. 阳中求阴
E. 阴中求阳

【考点提示】E。对阴阳偏衰的治疗,明代张景岳根据阴阳互根的原理,提出了阴中求阳、阳中求阴的治法,即是指在用补阳药时,须佐用补阴药;在用补阴药时,须佐用补阳药,以发挥其互根互用的生化作用。

第三节　五行学说

必背采分点

1. 五行学说,是在"**五材**"说的基础上形成的,在对木、火、土、金、水五种物质的认识基础上,进行抽象而逐渐形成的哲学概念。

2. 木的特性,具有<u>生长、升发、条达舒畅</u>等作用的事物，均归属于木。

3. 火的特性，具有**温热、升腾**等作用的事物，均归属于火。

4. 土的特性，具有**生化、承载、受纳**等作用的事物，均归属于土。

5. 金的特性，具有**清洁、肃降、收敛**等作用的事物，均归属于金。

6. 水的特性，具有**寒凉、滋润、向下运行**等作用的事物，均归属于水。

7. 五行归类的方法有：**取象比类法、推演络绎法**。

8. 将事物的性质和作用与五行的特性相类比，推演得出事物的五行属性，称为**取象比类法**。

9. 五脏配属五行，肝主条达而归属于**木**，心阳主温煦而归属于**火**，脾主运化而归属于**土**，肺主肃降而归属于**金**，肾主水而归属于**水**。

10. 根据已知的某些事物的五行属性，推演至其他相关的事物，以得知这些事物的五行属性，称为**推演络绎法**。

11. 自然界五色包括**青、赤、黄、白、黑**。

12. 自然界五气包括**风、暑、湿、燥、寒**。

13. 五行相生的次序是：**木生火，火生土，土生金，金生水，水生木**。

14. 五行相克的次序是：**木克土，土克水，水克火，火克金，金克木**。

15. 五行相乘，是指五行的某一行对所胜一行克制太过，从而引起一系列的异常相克反应，也称为**"过克"**。

16. 五行相侮，是指由于五行的某一行对所不胜一行进行反向克制，又称**"反侮"**或**"反克"**。

17. 相乘与相侮的主要区别是：相乘是按**五行的相克次序发生过强的克制**，从而形成五行间相克关系的异常；相侮则是**与五行相克次序发生相反方向的克制现象**，从而形成五行间相克关系的异常。

18. 根据相生规律确定的基本治则，包括补母或泻子两个方面，即**"虚则补其母，实则泻其子"**。

19. 根据相生规律确定的治法，主要有**滋水涵木法、培土生金法、金水相生法、益火补土法**等。

20. 滋水涵木法指通过滋补肝肾之阴，以涵敛潜制肝阳的治法，又称**滋肾养肝法、滋补肝肾法**。

21. 滋水涵木法适用于肾阴亏虚，不能涵养肝木，而致肝阴不足，阴不制阳，肝阳偏亢之**"水不涵木"**证。

22. 金水相生法，指补肺肾阴虚的治法，又称**补肺滋肾法、滋养肺肾法**。

23. **金水相生法**适用于肺阴虚不能布津以滋肾，或肾阴亏虚，不能上荣于肺，而致肺肾阴虚的病证。

24. 培土生金法，指通过补脾益气而补益肺气的治法，又称**补养脾肺法**。

25. 培土生金法适用于脾胃气虚、生化减少，而致肺气失养的**肺脾气虚证**。

26. 益火补土法，指温肾阳以补脾阳的治法，又称**温肾健脾法**。

27. 益火补土法，适用于肾阳衰微而致脾阳不振的**脾肾阳虚证**。

28. 根据相克关系确定的基本治则，包括**抑强与扶弱**两个方面，即泻其乘侮之太过，补其乘侮之不及。

29. 根据五行相克规律确定的治法，主要有**抑木扶土法、培土制水法、佐金平木法、泻南补北法**等。

30. 抑木扶土法，指疏肝健脾或平肝和胃的治法，又称疏肝健脾法、调和肝胃法，适用于**木旺乘土或土虚木乘之证**。

31. 培土制水法，指健脾利水以制约水湿停聚的治法，又称敦土利水法，适用于**脾虚不运、水湿泛溢而致水肿胀满的证候**。

32. 佐金平木法，指滋肺阴、清肝火的治法，又称滋肺清肝法，适用于**肺阴不足、肝火上逆犯肺之证**。

33. 泻南补北法，指泻心火、补肾水的治法，又称泻火补水法、滋阴降火法，适用于**肾阴不足、心火偏**

旺、水火未济、心肾不交之证。

历年考题

【A型题】1. 下列根据相生规律制定的是（　　）
　A. 佐金平木　　　　B. 益火补土
　C. 培土制水　　　　D. 泻南补北
　E. 抑木扶土

【考点提示】B。根据相生规律确定的治法，主要有滋水涵木法、培土生金法、金水相生法、益火补土法等。根据五行相克规律确定的治法，主要有抑木扶土法、培土制水法、佐金平木法、泻南补北法等。

【X型题】2. 根据五行相克规律确立的治法有（　　）
　A. 培土抑水法　　　B. 滋水涵木法
　C. 泻南补北法　　　D. 佐金平木法
　E. 抑木扶土法

【考点提示】ACDE。根据五行相克规律确定的治法，主要有抑木扶土法、培土制水法、佐金平木法、泻南补北法等。

【X型题】3. 根据五行相生规律确定的治法有（　　）
　A. 培土生金法　　　B. 滋水涵木法

C. 金水相生法 D. 益火补土法
E. 抑木扶土法

【考点提示】ABCD。根据相生规律确定的治法，主要有滋水涵木法、培土生金法、金水相生法、益火补土法等。

【X型题】4. 属于运用五行相克关系阐释疾病传变的有（ ）
A. 肝病及肾 B. 心病及肾
C. 肺病及肾 D. 脾病及肾
E. 肝病及脾

【考点提示】BDE。肝五行属木，心五行属火，脾五行属土，肺五行属金，肾五行属水。心病及肾、脾病及肾、肝病及脾属于运用五行相克关系阐释疾病传变。

第四节 藏 象

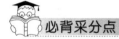

1. 藏于体内的脏腑及其表现于外的生理病理征象及与外界环境相通应的事物和现象，称为<u>藏象</u>。

2. 脏腑分为**五脏、六腑、奇恒之腑**。

3. 五脏，即**心、肺、脾、肝、肾**。

4. 六腑，即**胆、胃、小肠、大肠、膀胱、三焦**。

5. 奇恒之腑，即**脑、髓、骨、脉、胆、女子胞（胞宫）**。

6. 五脏主藏**精气**，以藏为主，藏而不泄。

7. 六腑**传化水谷，传化物而不藏**。

8. 藏象学说的主要特点是**以五脏为中心**的整体观。

9. 心的生理功能主要有：**主血脉，主神明**。

10. 心主血脉体现在，**心有推动血液在脉管内运行的作用，对血液的生成也有一定的作用**。

11. 心主血脉的关键是**心脏正常搏动**。

12. 心主神明的生理功能正常，主要依赖于**心血、心阴对心神的滋养，以及心气、心阳的鼓动和振奋**作用。

13. 心主**神明**，又称心藏神，即心有主宰生命活动和主宰意识、思维、情志等精神活动的功能。

14. 心主神明中广义之神，指**整个人体生命活动的主宰和总体现**。

15. 心主神明中狭义之神，指**人的意识、思维、情志等精神活动**。

16. 血液是**神志活动的物质基础**，精神活动能调节和影响血液循环。

17. 心包络，简称心包，是**心脏外面的包膜**，为心脏的外围组织。

18. 心包的生理功能是具有**保护心脏的作用**。

19. 外邪侵袭于心，首先心包受病，称为**心包代心受邪**。

19. 诸脏腑中，肺位最高，故称"**华盖**"。

20. 肺叶娇嫩，不耐寒热，易被邪侵，故又称"**娇脏**"。

21. 肺的生理功能，包括**肺主气、司呼吸，主宣发肃降，通调水道，朝百脉而主治节**。

22. 肺主宣发，指肺气具有**向上、向外、升宣、发散**的生理功能。

23. 肺主肃降，指肺气具有**向下、向内、肃降、收敛**的生理功能。

24. "**肺气失宣**"，可见**鼻塞、喷嚏、恶寒、无汗、呼吸不畅、胸闷、喘咳**等症状。

25. "**肺失肃降**"，可见**呼吸短促、喘息、咳痰**等症状。

26. 肺通调水道的功能，是指**肺气宣发和肃降对于体内津液代谢具有疏通和调节的作用**。

27. 肺在调节津液代谢中发挥重要作用，故又称"**肺为水之上源**"和"**肺主行水**"等。

28. 肺朝百脉，是指全身的血液都通过**经脉而汇聚于肺**，通过肺的呼吸，进行气体的交换，然后再输布到全身。

29. 肺主治节，指肺气具有**治理调节肺之呼吸及全身之气、血、津液**的功能。

30. 肺主治节的主要体现包括：**①治理调节呼吸运动。②治理调节一身之气的生成和运动。③治理调节血液的运行。④治理调节津液的输布代谢**。

31. 脾位于中焦，横膈之下。**脾为后天之本，气血生化之源**，在志为思，在体为肉，主四肢，开窍于口，其华在唇，在液为涎，与长夏之气相通应，又有"脾寄旺于四时"之说。

32. 脾的生理功能主要有**主运化，主统血**。

33. 运化水谷精微和运化水液的功能是指**脾主运化**功能。

34. 脾主统血，是指**脾能统摄、控制血液，使之正常地循行于脉内，而不逸出于脉外**。

35. 肝，内寄相火，主升主动，易亢易逆，故称"**刚脏**"。

36. 肝的生理功能主要有**主疏泄，藏血**。

37. 肝的疏泄功能反映了**肝为刚脏、主升、主动**的生理特点，中心环节是调畅全身气机。

38. 肝主疏泄具体体现在：**①调畅情志。②促进消化吸收。③促进血液运行和津液代谢**。

39. 肾藏精的生理效应是：**主生长、发育和主生殖**。

40. 肾阴，**对机体各脏腑起着滋养和濡润作用**。

41. 肾阳，**对机体各脏腑起着温煦和推动作用**。

42. 肾主水，是指**肾的气化功能**对于体内津液的输布和排泄、维持津液代谢平衡，起着极为**重要的调节作用**。

43. 肾的气化作用主要有赖于**肾阳和肾气**。

44. 肾主纳气，是指肾有**摄纳肺所吸入的清气，保持吸气的深度，防止呼吸表浅的作用**。

45. 心与肺的关系主要表现在**心主血与肺主气、心主行血与肺主呼吸之间的关系**。

46. 心肺气正常则是**血液正常循行**的必要条件。

47. 心主血，推动血液循行，方能维持肺呼吸功能的正常进行，故有**"呼出心与肺"**之说。

48. 联结心之搏动和肺之呼吸两者之间的中心环节是积于胸中的**"宗气"**。

49. 心与脾的关系主要表现在**血液的生成和运行**。

50. 心与肝的关系主要表现在**血液与神志方面的依存与协同**。

51. 心与肾的关系主要表现在**心肾阴阳水火既济与心血肾精之间的依存关系**。

52. 肺与脾的关系主要表现在**气的生成和津液的输布代谢**两个方面。

53. 肺与肾的关系主要表现于**呼吸运动和津液代谢**两个方面。

54. 组成宗气的主要物质是**肺所吸入的清气和脾运化而生成的水谷精气**。

55. 肺与肝的关系，主要表现于**气机的调节**。

56. 若肝升太过，或肺降不及，则多致气火上逆，可出现咳逆上气，甚则咯血等病理表现，称之为"**肝火犯肺**"。

57. 肺与肾的关系主要表现于**津液代谢和呼吸运动**两个方面。

58. 肝与脾的关系主要表现在**饮食物的消化和血液生成、贮藏及运行**方面。

59. 肝与肾的关系主要表现于**精血同源、藏泄互用及阴阳互资**等方面。

60. 脾与肾的关系主要表现于**先天后天相辅相成和津液代谢**方面。

61. 情志活动由五脏精气所化生，故与五脏相配合，则为**喜、怒、思、忧、恐**五志。

62. 与五脏功能活动相关所产生的分泌液和排泄液，称为五液，即**汗、涕、涎、泪和唾液**。

63. 狭义的形体，指脉、筋、肌肉、皮肤、骨，称为**五体**。

64. 面、发、毛、爪、唇，称为**五华**。

65. 心与志、液、体、华、窍的关系体现在：**①心在志为喜。②心在液为汗。③心在体合脉，其华在面。④心在窍为舌**。

66. 舌为心之外候，又称"**舌为心之苗**"。

67. 心的功能正常，则**舌体红活荣润，柔软灵活，味觉灵敏，语言流利**。

68. 心的阳气不足，则**舌质淡白胖嫩**；心的阴血不足，则舌质红绛瘦瘪。

69. 心火上炎，则舌红，甚则生疮；心血瘀阻，则**舌质暗紫，或有瘀斑**。

70. 心主神志的功能异常，则**舌卷、舌强、语謇或失语**等。

71. 肺与志、液、体、华、窍的关系体现在：**①肺在志为忧（悲）；②肺在液为涕；③肺在体合皮，其华在毛；④肺在窍于鼻，喉为肺之门户**。

72. 脾与志、液、体、华、窍的关系体现在：**①脾在志为思；②脾在液为涎；③脾在体合肌肉，主四肢；④脾在窍为口，其华在唇**。

73. 肝与志、液、体、华、窍的关系体现在：**①肝在志为怒；②肝在液为泪；③肝在体合筋，其华在爪；④肝在窍为目**。

74. 爪乃筋之延续的部分，故称"**爪为筋之余**"。

75. 肾与志、液、体、华、窍的关系体现在：**①肾在志为恐；②肾在液为唾；③肾在体为骨，其华在发；④为耳及二阴**。

76. 胆的主要生理功能：**①贮藏和排泄胆汁，以助饮食物的消化；②胆主决断**。

77. 胃的主要生理功能是**受纳与腐熟水谷**，胃以通降为和。

78. 小肠的主要生理功能是**受盛、化物和泌别清浊**。

79. 大肠的主要生理功能是**传化糟粕，并吸收部分水液**。

80. 三焦总的生理功能为**主持诸气，总司人体的气机和气化，为元气运行的通路和水液运行的通道**。

81. 上焦，是指横膈以上的胸部，包括**心、肺**。生理功能特点为**"上焦如雾"**，即形容心肺输布营养至全身的作用。

82. 中焦，是指横膈以下至脐以上的腹部，包括**脾、胃**。生理功能特点为**"中焦如沤"**，即形容脾胃等脏腑腐熟水谷、运化精微的作用。

83. 下焦，是指脐以下的部位，包括**小肠、大肠、肾、膀胱**等脏腑。生理功能特点为**"下焦如渎"**，即形容肾、膀胱、大肠等脏腑排泄二便的作用。

84. 发生月经和孕育胎儿的器官是**女子胞**。

85. 影响女子胞功能的生理因素有：**肾中精气和天癸的作用、肝气肝血的作用、冲任二脉的作用**。

86. 心与小肠通过经脉相互联系，心经属**心络小肠**，小肠经属**小肠络心**。

87. 肺与大肠通过经脉的相互络属而构成**表里相合**关系。

88. 脾与胃的关系主要体现在**纳运协调、升降相因、燥湿相济**。

89. 胆附于肝，肝胆经脉**互为络属**而构成表里关系。

90. 肾与膀胱通过经脉**相互络属**，构成表里关系。

历年考题

【A型题】1. 下列称为娇脏的是（　　）

A. 心　　　　　　　B. 肝

C. 脾　　　　　　　D. 肺

E. 肾

【考点提示】D。由于肺叶娇嫩，不耐寒热，易被邪侵，故又称"娇脏"。

【A型题】2. 水火既济是指（　　）

　A. 心与肝的关系　　　B. 心与肾的关系
　C. 心与脾的关系　　　D. 心与肺的关系
　E. 脾与肾的关系

【考点提示】B。心在五行属火，位居于上而属阳；肾在五行属水，位居于下而属阴。在正常情况下，心火必须下降于肾，助肾阳以温肾水，使肾水不寒；肾水必须上济于心，助心阴以濡心阳，使心火不亢，如此维持心肾阴阳水火协调平衡，称"水火既济""心肾相交"。

【B型题】（3~4题共用备选答案）

　A. 肝　　　　　　　　B. 心
　C. 脾　　　　　　　　D. 肺
　E. 肾

3. 能调通水道的是（　　）
4. 能运化水液的是（　　）

【考点提示】D、C。肺主通调水道故又称"肺为水之上源"和"肺主行水"等。脾主运化，包括运化水谷精微和运化水液的功能两个方面。运化水液，是指脾对水液的吸收、转输和布散作用。

中医基础理论 第一章

【B型题】(5~6题共用备选答案)

A. 心　　　　　　　B. 肝
C. 脾　　　　　　　D. 肺
E. 肾

5. 某女，41岁。闭经半年余，妊娠反应阴性，体检无其他疾病，来医院就诊。辨证为冲任亏虚、天癸早衰。根据藏象理论，与天癸密切相关的脏是(　　)

6. 某女，35岁。经常情志抑郁，善太息，食少纳呆，月经不调，诊断为郁证。根据藏象理论，主司疏泄、调畅气机的脏是(　　)

【考点提示】E、B。肾精能化生"天癸"。所谓"天癸"，是随着肾中精气不断充盈，所产生的具有促进人体生殖器官发育成熟和维持人体生殖功能作用的精微物质。肝具有刚强之性，喜条达舒畅而恶抑郁。肝的生理功能主要有两方面：一是主疏泄，二是藏血。肝主疏泄，指肝气具有疏通、畅达全身气机，进而调畅精血津液的运行输布、脾胃之气的升降、胆汁的分泌排泄及情志活动等作用。

【X型题】7. 脾与志、液、体、华、窍的关系(　　)

A. 在志为悲　　　　B. 在液为唾
C. 在体为肉　　　　D. 其华在唇

E. 在窍为舌

【考点提示】CD。脾与志、液、体、华、窍的关系：①脾在志为思。②脾在液为涎。③脾在体合肌肉，主四肢。④脾在窍为口，其华在唇。

第五节　生命活动的基本物质

必背采分点

1. 构成生命和维持生命活动的基本物质，也是各脏腑组织器官生理活动的主要物质基础，是**气、血、津液**。

2. 气来源于**父母先天之精气、后天饮食物中的水谷精微及从自然界吸入的清气**。

3. 气分为**元气、宗气、营气、卫气**。

4. 元气，又称"原气"，是人体最基本、最重要的气，是**人体生命活动的原动力**。

5. 元气的生理功能包括：**推动和促进人体的生长发育，温煦和激发各脏腑、经络等组织器官的生理活动**。

6. 宗气在胸中集聚之处，称作**"气海"**，又称**"膻中"**。

7. 宗气由**肺吸入的清气和脾胃运化产生的水谷精气**

相互结合而生成。

8. 宗气的生理功能是**上走息道以行呼吸，贯注心脉以行气血**。

9. 营气主要来源于**脾胃所运化的水谷精气**，由水谷精气中的精华部分所化生。

10. 营气的生理功能包括：**营养人体和化生血液**。

11. 卫气主要由**水谷精气所化生，运行于脉外**。

12. 卫气的生理功能有三个方面：**一是护卫肌表，防御外邪入侵；二是温养脏腑、肌肉、皮毛等；三是调节控制汗孔的开合和汗液的排泄，以维持体温的相对恒定**。

13. 气的功能有**推动作用、温煦作用、防御作用、固摄作用、气化作用**。

14. 气的防御功能是通过**脏腑经络的生理功能**而体现的。

15. 人体热量的来源是**气的运动**。

16. 气运动的基本形式是**气的运行，称为"气机"，"升降出入"**。

17. 气的升降出入运动体现在**脏腑、经络、形体、官窍**的功能活动中。

18. 人体生命活动的根本是气的升降出入运动的平衡协调状态，称为**"气机调畅"**。

19. 血液化生的基础物质是**水谷精微和肾精**。

20. 血液的主要功能是对全身的营养和滋润作用，血液的主要成分是**营气和津液**。

21. 血的特性是**"喜温而恶寒"**，血液充盈及寒热变化也能影响到血的运行。

22. 气属阳，以推动、温煦功能为主；血属阴，以营养、滋润功能为主。气与血的关系概括为**气为血之帅，血为气之母**。

23. 气为血之帅体现在**气能生血、气能行血、气能摄血**。

24. 质地较清稀，流动性较大，布散于体表皮肤、肌肉和孔窍，并能渗注于血脉，起滋润作用的，称为**津**。

25. 质地较稠厚，流动性较小，灌注于骨节、脏腑、脑、髓等组织，起濡养作用的，称为**液**。

26. 津液的生成，依赖于**脾胃对饮食物的运化功能**。

27. 津液的输布，依赖于**脾的"散精"和肺的"通调水道"**功能。

28. 津液的排泄主要通过汗液、尿液和呼气的形式而实现。津液在体内的升降出入，是在肾的气化蒸腾作用下，以**三焦**为通道，随着气的升降出入，布散于全身而环流不息。

29. 津液的功能包括**滋润和濡养作用、化生血液、运输代谢废料**。

中医基础理论 第一章

历年考题

【A 型题】1. 具有调节汗孔开合作用的气是( )
A. 营气　　　　　　B. 宗气
C. 元气　　　　　　D. 卫气
E. 真气

【考点提示】D。卫气的生理功能有三个方面：一是护卫肌表，防御外邪入侵；二是温养脏腑、肌肉、皮毛等；三是调节汗孔的开合和汗液的排泄，以维持体温的相对恒定。

【A 型题】2. 人体生命活动的原动力是( )
A. 营气　　　　　　B. 宗气
C. 卫气　　　　　　D. 元气
E. 真气

【考点提示】D。元气，又称"原气"，是人体最基本、最重要的气，是人体生命活动的原动力。

【B 型题】(3~6 题共用备选答案)
A. 推动作用　　　　B. 温煦作用
C. 防御作用　　　　D. 固摄作用
E. 气化作用

3. 血液在脉内巡行是依赖气的( )

4. 维持人体恒定体温是依赖气的(　　)
5. 护卫肌表是依赖气的(　　)
6. 防止血液溢出脉外的是(　　)

【考点提示】A、B、C、D。气是活动能力极强的精微物质，对人体生长发育、各脏腑组织器官的功能活动、血液的循行、津液的生成输布和排泄等，均能发挥激发和推动作用；气的运动是人体热量的来源。人体体温的恒定，依赖于气的温煦和调节。气具有防御和抵抗各种邪气的功能，主要表现在：一是护卫肌表，防止外邪侵入；二是与侵入体内的各种邪气进行斗争，固摄血液，维持血液在脉管内循行，防止逸出脉外。

第六节　经　络

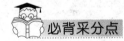

1. 经络是运行全身气血、联络脏腑肢节、沟通表里上下内外、调节体内各部分功能活动的通路，是人体特有的<u>组织结构和联络系统</u>。
2. 经络系统，由<u>经脉、络脉及其他连属部分</u>组成。
3. 经脉主要有<u>正经、奇经和经别</u>三类。
4. 正经共有十二条，分为手足三阴经和手足三阳经，合称**"十二经脉"**。

5. 奇经共有八条，即督脉、任脉、冲脉、带脉、阴跷脉、阳跷脉、阴维脉、阳维脉，合称**"奇经八脉"**。

6. 奇经穿插循行于正经之间，主要起**统率、联络和调节十二经脉**的作用。

7. 经别是从十二经脉别行分出的重要支脉，又称**"十二经别"**。

8. 经别的主要功能是**加强十二经脉中相为表里的两经之间的联系**。

9. 络脉有**别络**、浮络和孙络之分。

10. 浮络是循行于人体浅表部位而常浮现的**络脉**。

11. 孙络是最细小的络脉，具有**"溢奇邪" "通荣卫"** 的作用。

12. 经筋是十二经脉之气"结、聚、散、络"于筋肉、关节的体系，是十二经脉的附属部分，故称**"十二经筋"**。

13. 经筋具有**联缀四肢百骸、主司关节运动**的作用。

14. 皮部是指十二经脉及其络脉所分布的皮肤部位，亦即在皮肤的经络分区，故称"十二皮部"。

15. 十二经脉即**手太阴肺经、手厥阴心包经、手少阴心经、手阳明大肠经、手少阳三焦经、手太阳小肠经、足太阴脾经、足厥阴肝经、足少阴肾经、足阳明胃**

经、足少阳胆经、足太阳膀胱经。

16. 十二经脉的名称,即是**结合了阴阳、手足及脏腑**等三方面要素,十二经脉,又称"正经"。

17. 十二经脉的走向规律是**手三阴经均起于胸中,从胸腔走向手指末端,交手三阳经;手三阳经均起于手指,从手指末端走向头面部,交足三阳经;足三阳经均起于头面部,从头面部走向足趾末端,交足三阴经;足三阴经均起于足趾,从足趾走向腹腔、胸腔,交手三阴经**。

18. 十二经脉的交接规律为:①相为表里的阴经与阳经在**四肢部**交接。②同名的手、足阳经在**头面部**相接。③手、足阴经在**胸部**交接。

19. 上肢内侧的经脉分布是手太阴肺经在**前**,手厥阴心包经在**中**,手少阴心经在**后**;上肢外侧的经脉分布是手阳明大肠经在**前**,手少阳三焦经在**中**,手太阳小肠经在**后**。

20. 下肢内侧的经脉分布是内踝上八寸以下,**足厥阴肝经**在前,**足太阴脾经**在中,**足少阴肾经**在后。

21. 手、足阳明经行于**面部、额部**,手、足太阳经行于面颊、头顶及头后部,手、足少阳经行于头侧部。

22. 手三阳经行于**肩胛部**,手三阴经均从腋下走出。

23. 循行于腹面的十二经脉，排列顺序自内向外为**足少阴肾经、足阳明胃经、足太阴脾经、足厥阴肝经**。

24. 十二经脉流注次序自手太阴肺经开始，逐经依次相传至**足厥阴肝经**，再复注于手太阴肺经，首尾相贯，如环无端，形成十二经脉的主要气血循环流注。

25. 奇经八脉的作用有：**进一步密切了十二经脉之间的联系**、调节十二经脉之气血、参与人体生殖及脑髓功能的调节。

26. 督脉的基本功能是调节阳经气血，故称"**阳脉之海**"。

27. 任脉的基本功能为调节阴经气血，故称"阴脉之海"，主持**妊养胞胎**。

28. 冲脉的基本功能是调节十二经气血，故称"十二经脉之海"，冲为血海，有**促进生殖之功能**，并与妇女的月经有着密切的联系。

29. 带脉的基本功能包括**约束纵行诸经、主司妇女带下**。

30. 经络的生理功能包括**沟通联络作用、运输气血作用、感应传导作用、调节作用**。

中药学综合知识与技能

历年考题

【A型题】1. 称为"阴脉之海"的经脉是( )
A. 带脉　　　　　　B. 冲脉
C. 任脉　　　　　　D. 督脉
E. 阴维脉

【考点提示】C。任脉的基本功能:①调节阴经气血,故称"阴脉之海"。②主持妊养胞胎。

【A型题】2. 称为"阳脉之海"的经脉是( )
A. 带脉　　　　　　B. 冲脉
C. 任脉　　　　　　D. 督脉
E. 阴维脉

【考点提示】D。督脉的基本功能:①调节阳经气血,故称"阳脉之海"。②与脑、髓和肾的功能有关。

【B型题】(3~4题共用备选答案)
A. 气海　　　　　　B. 血海
C. 阳脉之海　　　　D. 阴脉之海
E. 十二经脉之海
3. 督脉为( )
4. 任脉为( )

【考点提示】C、D。督脉的基本功能为:①调节阳经的气血,为"阳脉之海"。②与脑、髓和肾的功能有关。任脉的基本功能为:①调节阴经气血,为"阴脉之海"。②任主胞胎,主持妊养胞胎。

第七节 体 质

 必背采分点

1. 体质是人体在遗传性和获得性基础上表现出来的**形态结构、生理功能和心理状态方面综合的相对稳定**的固有特性。

2. 体质,在中医学上亦称为**素质、禀质、气质、禀赋**等。

3. 体质在生理上表现为**功能、代谢及对外界刺激反应**等方面的个体差异,影响着人对自然、社会环境的适应能力和对疾病的抵抗能力。

4. 体质由形态结构、生理功能和心理状态三个方面的差异性所构成,其中的**形态结构、生理功能**决定着体质的特性。

5. 体表外部形态结构,主要包括**体格、体型、体态、性征、面色、毛发、舌象、脉象**等。

6. 体质的构成要素包括**形态结构的差异性、生理功能的差异性、心理特征的差异性。

7. 人体正常体质大致可分为**阴阳平和质、偏阳质、偏阴质**三种类型。

8. 阴阳平和质体质特征为：身体强壮，胖瘦适度，体形匀称健壮；面色与肤色虽有五色之偏，但都红黄隐隐，明润含蓄，头发稠密有光泽；鼻色明润，嗅觉通利；食量适中，二便调畅；目光有神，性格开朗、随和；夜眠安和，精力充沛，反应灵活，思维敏捷，能耐寒暑，自身调节和对外适应能力强；唇色红润，**舌质淡红、润泽、苔薄白**，脉象缓匀有神。

9. 偏阳质是指具有**代谢相对亢奋、身体偏热、多动、好兴奋**等特性的体质类型。

10. 偏阳质体质特征为：形体适中或偏瘦，但较结实；面色多略偏红或微苍黑，或呈油性皮肤，皮肤易生疮疖；食量较大，消化吸收功能健旺，大便易干燥，小便易黄赤；平素畏热喜冷，耐冬不耐夏，或体温略偏高；动则易出汗，口渴喜冷饮；精力旺盛，动作敏捷，反应灵敏，性欲较强，喜动好强；性格外向，易急躁；**唇、舌偏红，苔薄易黄**，脉象多数或细弦。

11. 偏阳质体质特征的人，阳气偏亢，多动少静，对风、暑、热、燥等阳邪具有易感性，外感发病后多表现为热证、实证，易从阳化热伤阴。容易发生眩晕、头痛、心悸、失眠及出血等症状。在用药上**宜凉润，忌用辛香燥热药**。

12. 偏阴质是指具有**代谢相对抑制、身体偏寒、喜静少动**等特征的体质类型。

13. 偏阴质体质特征为：形体适中或偏胖，但肌肉不壮；面色偏白而欠华，口唇色淡；毛发易落；食量较小，消化吸收功能一般；平时畏寒喜热，手足不温，耐夏不耐冬，或体温偏低；大便溏薄，小便清长；精力偏弱，容易疲劳，睡眠偏多；动作迟缓，反应较慢，喜静少动，性欲偏弱；性格内向，或胆小易惊；**舌质偏淡，脉多迟缓**。

14. 偏阴质体质类型的人，对寒、湿等阴邪具有易感性，受邪发病后多表现为寒证、虚证；容易发生湿滞、水肿、痰饮、瘀血等症状。在用药上**宜温，忌用苦寒药**。

15. 阳盛体质**宜凉忌热**，阴盛体质**宜温忌寒**。

16. 素体阳弱之质，多有阳虚，故**易感受寒邪**，证候多为寒证。

17. 素体阴弱之质，多由虚火，故**易感温热之邪**，证候多为热证。

历年考题

【A型题】1. 偏阳体质者的症状为（　　）
　A. 疲劳　　　　　　B. 急躁
　C. 喜热　　　　　　D. 喜静

E. 少动

【考点提示】B。偏阳体质症状为形体适中或偏瘦,但较结实;面色多略偏红或微苍黑,或呈油性皮肤,皮肤易生疮疖;食量较大,消化吸收功能健旺,大便易干燥,小便易黄赤;平素畏热喜冷,耐冬不耐夏,或体温略偏高;动则易出汗,口渴喜冷饮;精力旺盛,动作敏捷,反应灵敏,性欲较强,喜动好强;性格外向,易急躁;唇、舌偏红,苔薄易黄,脉象多数或细弦。

【A型题】2. 某男,20岁。身体偏热,多动、好兴奋,其体质类型应辨为(　　)

A. 偏阴质　　　　　　B. 偏阳质
C. 瘀血质　　　　　　D. 痰湿质
E. 阴阳平和质

【考点提示】B。偏阳质是指具有代谢相对亢奋、身体偏热、多动、好兴奋等特性的体质类。

【A型题】3. 某女,22岁,身体偏寒,喜脉,少动,其体质类型应辨为(　　)

A. 偏阳质　　　　　　B. 气虚质
C. 偏阴质　　　　　　D. 痰湿质
E. 瘀血质

【考点提示】C。偏阴质是指具有代谢相对抑制、身体偏寒、喜静少动等特征的体质类型。

【A 型题】4. 体质偏阴者,受邪发病后,多表现为( )

A. 寒证、虚证　　　　B. 热证、虚证

C. 里证、虚证　　　　D. 里证、实证

E. 里证、寒证

【考点提示】A。体质偏阴者,对寒、湿等阴邪具有易感性,受邪发病后多表现为寒证、虚证;容易发生湿滞、水肿、痰饮、瘀血等病证。在用药上宜温,忌用苦寒。

第八节　病　因

必背采分点

1. 导致疾病发生的主要原因有**六淫**、**疠气**、**七情内伤**、**饮食失宜**、**劳逸失当**、**痰饮**、**瘀血**等。

2. 在中医病因学中最主要的发病因素是**六淫和七情**。

3. 六淫即**风**、**寒**、**暑**、**湿**、**燥**、**火**六种外感病邪的统称。

4. 六淫致病的共同特点是**外感性、季节性、地域性、相兼性**。

5. 外感性六淫为病，其发病途径多首先**侵犯肌表**，或从口鼻而入，或两者同时侵袭。

6. 风寒湿邪易犯**人肌表**，温热燥邪易**自口鼻而入**。

7. 六淫致病常有明显的季节性。如春季多**风病**，夏季多**暑病**，长夏多**湿病**，秋季多**燥病**，冬季多寒病。

8. 风邪的性质及致病特点有：①**风为阳邪，其性开泄，易袭阳位**。②**风邪善行而数变**。③**风为百病之长**。

9. 风邪常伤及人体的**上部（即头面）、阳经和肌表**，出现头痛、口眼㖞斜、恶风等症状。

10. **风邪**为六淫邪气的主要致病因素，凡寒、湿、燥、热诸邪，多依附于风邪而侵犯人体，如外感风寒、风热、风湿等。

11. 寒邪的性质及致病特点是：①**寒为阴邪，易伤阳气**。②**寒性凝滞，主痛**。③**寒性收引**。

12. 暑邪的性质及致病特点是：①**暑为阳邪，其性炎热**。②**暑性升散，耗气伤津**。③**暑多夹湿**。

13. 暑多夹湿临床表现是：**除发热、心烦、口渴外，还常兼见四肢困倦、胸闷恶心、大便溏泄或不爽等湿邪致病症状**。

14. 湿邪的性质及致病特点是：①**湿为阴邪，易阻**

遏气机，损伤阳气。②湿性重浊。③湿性黏滞。④湿性趋下，易伤阴位。

15. 湿邪黏腻停滞，主要表现在两个方面：一是指湿邪致病临床表现多黏滞不爽，如排出物及分泌物多滞涩而不畅；二是指湿邪为病多缠绵难愈，病程较长或反复发作。如湿温、湿痹、湿疹等病，皆因湿邪难以祛除而不易速愈。

16. 燥邪的性质及致病特点是：①燥性干涩，易伤津液。②燥易伤肺。

17. 燥邪最易耗伤人体的津液，造成阴津亏虚的病变，常见口鼻干燥、咽干口渴、皮肤干涩，甚则皲裂、毛发不荣、小便短少、大便干结等。

18. 火热邪气的性质及致病特点是：①火热为阳邪，其性炎上。②火易伤津耗气。③火热易生风动血。④火热易发肿疡。

19. 火热之邪侵袭人体，燔灼肝经，耗伤阴津，使筋失其滋养濡润而致运动失调，引起"肝风内动"，称为"热极生风"，临床表现为高热、神昏谵语、四肢抽搐、目睛上视、颈项强直、角弓反张等。

20. 疫疠邪气的性质及致病特点是：发病急骤、病情较重；一气一病、症状相似；传染性强、易于流行。

21. 不同的情志刺激可伤及不同的内脏，即怒伤肝、喜伤心、思伤脾、悲忧伤肺、惊恐伤肾。

22. 情志所伤，主要的病理变化是："**怒则气上**""**喜则气缓**""**悲则气消**""**恐则气下**""**惊则气乱**""**思则气结**"。

23. 中医学认为，五味与五脏各有其一定亲和性，如酸入**肝**、苦入**心**、甘入**脾**、辛入**肺**、咸入**肾**。

24. 劳逸失常，是指**过度劳累、过度安逸**导致疾病的发生，是内伤病的致病因素之一。

25. 临床常见的痰饮病证有**寒痰、热痰、燥痰、风痰、湿痰、痰饮、溢饮、支饮、悬饮**等。

26. 痰滞在肺，可见**喘咳咳痰**。

27. 痰阻于心，血行不畅，可见**胸闷心悸**。

28. 痰迷心窍，可见**神昏、痴呆**。

29. 痰火扰心，可发为**癫狂**。

30. 痰停于胃，胃失和降，可见**恶心呕吐、胃脘痞满**。

31. 痰留经络筋骨，可见**瘰疬痰核、肢体麻木，或半身不遂，或成阴疽流注**等。

32. 痰浊上犯于头，可见**眩晕、昏瞀**。

33. 若痰与气凝结咽喉，可出现咽中梗阻，吞之不下、吐之不出的**梅核气**。

34. 饮证致病特点是：**饮留肠间，则肠鸣沥沥有声**；饮留胸胁，则胸胁胀满、咳唾引痛；饮在胸膈，则胸闷、咳喘、不能平卧,其形如肿;饮溢肌肤,则肌肤水肿、无汗、身体痛重。

35. 瘀血的形成,一是由于**气虚、气滞、血寒、血热等原因**,使血行不畅而瘀滞。二是由于内外伤,或气虚失摄,或血热妄行等原因,引起血离经脉,积存于体内而形成瘀血。

36. 瘀血瘀阻于心,可见**心悸、胸闷心痛、口唇指甲青紫**。

37. 瘀血瘀阻于肺,可见**胸痛、咯血**。

38. 瘀血瘀阻胃肠,可见**呕血、大便色黑如漆**。

39. 瘀血瘀阻于肝,可见**胁痛痞块;瘀血攻心,可致发狂**。

40. 瘀血瘀阻胞宫,可见**少腹疼痛、月经不调、痛经、闭经、经色紫暗成块,或见崩漏**。

41. 瘀血瘀阻于肢体末端,可形成**脱骨疽**。

42. 瘀血瘀阻肢体肌肤局部,可见**局部肿痛青紫**等。

43. 瘀血病证的共同特点包括:①疼痛:多为**刺痛,痛处固定不移,拒按**,夜间痛甚。②肿块:外伤肌肤局部,可见青紫肿胀;积于体内,久聚不散,则形成癥积,按之有痞块,固定不移。③出血:血色多呈紫暗色,并伴有血块。

中药学综合知识与技能

历年考题

【A型题】1. 具有"生风动血"致病特点的外感病邪是(　　)

A. 风邪　　　　　　　B. 系邪

C. 暑邪　　　　　　　D. 燥邪

E. 火邪

【考点提示】E。火热邪气的性质及致病特点是：①火热为阳邪，其性炎上。②火易伤津耗气。③火热易生风动血。④火热易发肿疡。

【A型题】2. 依据七情内伤致病的理论，悲哀太过常导致(　　)

A. 气上　　　　　　　B. 气结

C. 气消　　　　　　　D. 气下

E. 气乱

【考点提示】C。悲则气消是指过度悲忧，则可使肺气抑郁，意志消沉，从而使肺气耗伤。可见精神不振、气短胸闷、乏力懒言等。

【A型题】3. 根据七情内伤致病理论，思虑太过可导致(　　)

A. 气上　　　　　　　B. 气结

C. 气消   D. 气下

E. 气乱

【考点提示】B。情志所伤，主要影响脏腑气机，使其紊乱。主要的病理变化是："怒则气上""喜则气缓""悲则气消""恐则气下""惊则气乱""思则气结"。思则气结是指思虑劳神过度，伤及于脾，使脾不健运，运化无力，气血化生无源。若耗及于心，则心血亏虚，心神失养，表现为心悸、健忘、失眠、多梦；若脾运不健，又可影响胃纳，可见食欲减退、脘腹胀满或腹泻便溏等。

【B型题】（4~6题共用备选答案）

 A. 疼痛剧烈   B. 肌肤不仁

 C. 周身困重   D. 迫血妄行

 E. 病位游移

4. 风邪的致病特点是（   ）

5. 寒邪的致病特点是（   ）

6. 火邪的致病特点是（   ）

【考点提示】E、A、D。风邪的性质及致病特点是：①风为阳邪，其性开泄，易袭阳位。②风邪善行而数变。③风为百病之长。寒邪的性质及致病特点是：①寒为阴邪，易伤阳气。②寒性凝滞，主痛。③寒性收引。

火热邪气的性质及致病特点是：①火热为阳邪，其性炎上。②火易伤津耗气。③火热易生风动血。④火热易发肿疡。

第九节 发病与病机

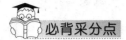

必背采分点

1. 疾病发生、发展与变化的机制，称为**病机**。

2. 邪正盛衰、阴阳失调、气血失常、津液代谢失常属于**基本病机**。

3. 疾病，是在致病因素的作用下，由机体**阴阳的偏盛偏衰**、脏腑气血功能的失调所致。

4. 正气所概括的物质主要是**精、气、血、津液**，人体各组织器官是这些重要物质存在的结构基础。

5. 正气的作用包括：**①抗御外邪，预防疾病，或疾病发生后驱邪外出。②自身调节控制，以适应环境的变化，维持生理平衡，或病后自我修复，恢复健康。**

6. **邪气**是发病的条件，在一定条件下，甚至会起主导作用。

7. **邪正盛衰的病机**，是指在疾病过程中，机体的抗病能力与致病邪气之间相互斗争所发生的盛衰变化。

8. 邪正盛衰导致的病机变化，最常见的是**由实转虚、因虚致实和虚实夹杂**。

9. 阴阳偏盛又称"阴阳偏胜"，阴或阳的偏盛，主要是指**"邪气盛则实"**的实证。

10. 阳偏盛的病机特点多表现为**阳盛而阴未虚的实热证**。

11. 形成阳偏盛的主要原因，多由于**感受温热阳邪**；或虽感受阴邪，但从阳化热；也可因情志内伤、五志过极而化火；或气滞、血瘀、食积等郁而化热所致。

12. 阴偏盛的病机特点多表现为**阴盛而阳未虚的实寒证**。

13. 阴偏盛多由**感受寒湿阴邪**，或过食生冷，寒滞中阻，阳不制阴而致阴寒内盛。

14. 形成阳偏衰的主要原因，多由于**先天禀赋不足，或后天饮食失养和劳倦内伤，或久病损伤阳气**所致。

15. 形成阴偏衰的主要原因，多由于**阳邪伤阴，或因五志过极、化火伤阴，或因久病耗伤阴液**所致。

16. **阴阳互损**是指阴或阳任何一方虚损到相当程度，病变发展影响及相对的一方，形成阴阳两虚的病理机制。

17. 阴盛格阳是指**阴寒之邪壅盛于内，逼迫阳气浮越于外，使阴阳之气不相顺接、相互格拒**的一种病理状态。

18. 阴盛格阳临床除可见四肢厥逆、下利清谷、脉微欲绝等症状外，又可见阳浮于外之症，如身热反不恶寒（但欲盖衣被）、面颊泛红等假热之象，应属**真寒假热之证**。

19. 阳盛格阴是指**邪热过盛，深伏于里，阳气被遏，郁闭于内，不能外透布达于肢体，从而形成阴阳格拒、排斥，而格阴于外**的一种病理状态。

20. 阳盛格阴临床除见身热、面红、气粗、烦躁等症状外，又突然出现四肢厥冷（但身热不恶寒）、脉象沉伏（但沉数有力）等假寒之象，应属**真热假寒之证**。

21. **阴阳亡失**是机体的阴液或阳气突然大量地亡失，导致生命垂危的一种病理状态。

22. **亡阳**是指机体的阳气发生突然性脱失，而致全身功能突然严重衰竭的一种病理状态。

23. 亡阳多由于**外邪过盛，正不敌邪**，阳气突然大量耗伤而脱失；或因素体阳虚，正气不足，又因疲劳过度等多种因素而诱发；或过用汗法，汗出过多，阳随津泄，阳气骤虚而外脱等所致；而慢性消耗性疾病之亡阳，则多由阳气严重耗散而衰竭，虚阳外越所致。

24. 亡阳临床表现多见**冷汗淋漓**、肌肤手足逆冷、精神疲惫、神情淡漠，甚则见昏迷、脉微欲绝等症状。

25. **亡阴**是指机体由于阴液发生突然性的大量消耗或丢失，而致阴精亏竭，滋养濡润功能丧失，全身功能严重衰竭的一种病理状态。

26. 亡阴多由于**外感温热，热邪炽盛**；或邪热久留，大量煎灼阴液，或大出血，或吐泻过度，而耗伤阴液，或其他疾病快速消耗阴液所致。

27. 亡阴临床表现多见**汗出不止**、汗热而黏、手足温和喘渴烦躁，或昏迷谵妄、身体干瘪、皮肤皱褶、目眶深陷、脉疾躁无力等。

28. 气失调主要指**气不足和气行失常**两个方面的病理变化。

29. 气不足又称**"气虚"**，系指元气耗损，功能失调，脏腑功能衰退，抗病能力下降的病理状态。

30. 气行失常一般概括为：**气滞、气逆、气陷、气闭和气脱**等。

31. 血不足和血行失常的病理变化是指**血失调**。

32. 血失调包括**血不足、出血、血瘀**。

33. 出血原因有**外伤出血、气虚失血、血热妄行**等。

34. 出血有**咯血、吐血、衄血、便血、尿血、皮下出血（紫癜）、崩漏、创伤出血**等。

35. 血液的循行迟缓和不流畅的病理状态是指**血瘀**。

36. 津液代谢障碍所产生的津液不足和输布排泄障碍的病理变化是指**津液失调**。

37. 津液失调包括**津液不足和津液的输布、排泄障碍**。

38. 导致津液输布排泄障碍的原因很多，主要涉及**肺的宣发和肃降**、脾的运化和散精、肝的疏泄条达、肾的蒸腾气化和三焦的水道是否通利。

历年考题

【B型题】（1~3题共用备选答案）

A. 血虚　　　　　　　B. 血热

C. 血瘀　　　　　　　D. 血寒

E. 出血

1. 血液不足，称为（　　）
2. 血行不畅，称为（　　）
3. 血溢脉外，称为（　　）

【考点提示】A、C、E。血失调，是指血不足（血虚）和血行失常（出血和血瘀）的病理变化。血不足又称"血虚"，是指血液不足或血的濡养功能减退的病理状态。出血是指血液不循常道，流出脉外的病理状态。血瘀是指血液的循行迟缓和不流畅的病理状态。

【B型题】（4~5题共用备选答案）

A. 实寒证　　　　　　B. 实热证

C. 虚寒证　　　　　　D. 虚热证

E. 亡阳证

4. 阳偏盛病机表现的临床证候是(　　)
5. 阳偏衰病机表现的临床证候是(　　)

【考点提示】B、C。阳偏盛即是阳盛,其病机特点多表现为阳盛而阴未虚的实热证。阳偏衰即是阳虚,是指机体阳气虚损、功能减退或衰弱、热量不足的病理状态。其病机特点多表现为机体阳气不足,阳不制阴,阴相对亢盛的虚寒证。

【B型题】(6~7题共用备选答案)

　　A. 实中夹虚　　　　B. 虚中夹实
　　C. 真虚假实　　　　D. 真实假虚
　　E. 因虚致实

6. 某男,40岁。腹满痛拒按,潮热谵语,但下利清水。辨证为热结旁流,病机为"大实有羸状",属于(　　)

7. 某男,62岁。腹胀腹痛,时胀时止,食少便溏。自行服用气滞胃痛颗粒,状不减。辨证为脾失健运,病机为"至虚有盛候",属于(　　)

【考点提示】D、C。因实邪结聚,阻滞经络,气血不能外达,可导致真实假虚证,称为"大实有羸状"。因脏腑的气血不足,运化无力,可导致真虚假实证,称为"至虚有盛候"。

【X型题】8. 血瘀的原因(　　)
　A. 气滞　　　　　　　B. 气虚
　C. 外伤　　　　　　　D. 寒邪
　E. 热邪

【考点提示】ABCDE。瘀血的形成：一是由于气虚、气滞、血寒、血热等原因，使血行不畅而瘀滞；二是由于内外伤，或气虚失摄，或血热妄行等原因，引起血离经脉，积存于体内而形成瘀血。

【X型题】9. 疫气发生流行的因素(　　)
　A. 气候反常　　　　　B. 水源污染
　C. 六淫外感　　　　　D. 隔离不当
　E. 饮食不节

【考点提示】ABDE。疫疠邪气的发生与流行，多与下列因素有关：①气候因素：自然界气候的反常变化，如久旱无雨、酷热异常、湿雾瘴气等。②环境和饮食：如空气、水源或食物受到污染等。③没有及时做好预防隔离工作：疫疠邪气的致病特点有，发病急骤、病情较重、症状相似、传染性强、易于流行等。

第十节 预防与康复

必背采分点

1. 一般认为，预防医学是以**健康期为主**，临床医学是以发病期为主，康复医学是以发病后期为主。

2. 治未病，包括**未病先防和既病防变**两个方面。

3. 未病先防的原则和方法包括：**培养正气，提高抗病能力和消灭病邪，防止邪气侵害**。

4. 提高正气抗邪能力的关键是**增强体质**。

5. 增强体质、提高正气抗邪能力的主要方法有：**调摄精神，修身养性；顺应自然，起居有常；劳逸适度，积精全神；锻炼身体，增强体质；饮食有节，顾护脾胃；针灸保健**等措施。

6. 消灭病邪，防止邪气侵害的主要措施有：**药物杀灭病邪，讲究卫生，避免病邪侵害，防范各种外伤**。

7. 既病防变的基本措施有**早期诊治、控制疾病的传变**。

8. 在掌握疾病的发生发展及其传变规律的基础上，采取截断疾病传变途径和"先安未受邪之地"的方法，防止疾病的发展或恶化，称为**防止传变**。

9. 根据疾病的传变规律，**及时采取适当的防治措施，截断其传变途径**，是阻止病情发展的有效方法。

10. 对尚未受邪而可能即将被影响的脏腑经络，事先予以调养充实，阻止病变传至该处，即所谓"**先安未受邪之地**"。

11. 康复的原则为**形神共养，调养气血阴阳**。

12. 形神共养包括：**养形重在养精血保胃气，养神重在调神护神**。

13. 调养气血阴阳包括：**调养气血、调整阴阳、调理脏腑、疏通经络**。

14. 常用康复疗法有：**药物康复和康复器械辅助疗法，针灸推拿气功康复法，体育娱乐康复法，自然康复法**。

15. 药物康复调养的对象多为体质偏颇较大或体弱多病者，前者则应根据患者阴阳气血的偏颇而选用有针对性的中药，后者则以**补益脾胃、肝肾**为主。

16. 推拿原理是：**①纠正解剖位置异常。②调整机体生物信息。③改变系统功能**。

17. 体育娱乐康复法的要点包括：**①运动量要适度，要因人而异，做到"形劳而不倦"。②要循序渐进，运动量由小到大。③要持之以恒，方能收效**。

历年考题

【X型题】1. 既病防变的原则(　　)

A. 人工免疫　　　B. 早期诊治

C. 疾病的转变　　D. 个人卫生

E. 康复复发

【考点提示】BC。既病防变：未病先防是最理想的积极措施，但如果疾病已经发生，则应争取早期诊断、早期治疗，或采取控制疾病传变的方法，以防止疾病的发展，即"先安未受邪之地"。经上述措施以达到早日治愈疾病的目的，就是既病防变。①早期诊治。②控制疾病的传变。

【X型题】2. 培养正气，提高抗病能力的方法有(　　)

A. 精神调养　　　B. 早期诊治

C. 锻炼身体　　　D. 控制传变

E. 人工免疫

【考点提示】ACE。培养正气，提高抗病能力的方法有重视精神调养，加强身体锻炼，注意生活起居，人工免疫。

【X型题】3. 未病先防的原则和方法有(　　)

A. 重视精神调养　　B. 加强身体锻炼
C. 控制疾病传变　　D. 注意生活起居
E. 避免病邪侵害

【考点提示】ABDE。控制疾病传变属于既病防变的基本措施。

第二章 中医诊断基础

第一节 中医诊断学概述

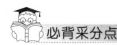必背采分点

1. 中医诊断学的主要内容,包括<u>四诊、八纲、辨证、疾病诊断、症状鉴别和病案撰写</u>。

2. 四诊也叫诊法,是诊察疾病的四种基本方法。包括:<u>望诊、闻诊、问诊、切诊</u>。

3. <u>望诊</u>,是对患者全身或局部进行有目的的观察以了解病情,测知脏腑病变。

4. <u>闻诊</u>,是通过听声音、嗅气味以辨别患者内在的病情。

5. <u>问诊</u>,是通过对患者或陪诊者的询问以了解病情及有关情况。

6. <u>切诊</u>,是诊察患者的脉候和身体其他部位,以测知体内、体外一切变化的情况。

7. 八纲指**阴阳、表里、寒热、虚实**八个辨证要点，也是辨证的纲领。

8. 寒热用以分辨疾病的属性；表里用以分辨疾病病位与病势的浅深；虚实用以分辨邪正的盛衰；疾病的基础是**阴阳失调**，因此，阴阳是区分疾病类别的总纲。

9. 疾病诊断简称**诊病**，是对患者所患疾病以高度概括，并给以恰当病名的诊断方法。

10. 证候诊断即辨证，是**对所患疾病某一阶段中证候的判断与分析**。

11. 中医诊断学基本原则包括：①**审内察外，整体统一。**②**四诊合参。**③**辨证求因，审因论治。**

12. 审因论治，是指**依据辨证所得的原因，确立治疗采用方药的基本原则**。

历年考题

【A型题】中医诊断用以分辨疾病性质的纲领是（　　）

A. 阴阳　　　　　　B. 表里
C. 寒热　　　　　　D. 虚实
E. 气血

【考点提示】C。八纲指阴阳、表里、寒热、虚实八个辨证要点，也是辨证的纲领。寒热用以分辨疾病的属性；表里用以分辨疾病病位与病势的浅深；虚实用以分辨邪正的盛衰；疾病的基础是阴阳失调，因此，阴阳是区分疾病类别的总纲。

第二节 四 诊

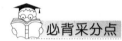

1. 望诊主要有**望神、望色、望舌、望形体和望分泌物**的变化等。

2. 患者两眼灵活、明亮有神、鉴识精明、神志清楚、反应灵敏、语言清晰者，称为**"有神"或"得神"**，表示正气未伤，脏腑功能未衰，即使病情较重，预后亦多良好。

3. 在疾病过程中，如患者表现为目光晦暗、瞳仁呆滞、精神萎靡、反应迟钝、呼吸气微，甚至神识昏迷、循衣摸床、撮空理线，或猝倒而目闭口开、手撒、遗尿等，均称为**"失神"或"无神"**。表示正气已伤，病情严重，预后不好。

4. 面色为白色，**主虚寒证、失血证**。白为气血不荣之候，凡阳气虚衰，气血运行无力，或耗气失血，致使气血不充，颜面俱呈白色。

5. 面色为黄色，**主虚证、湿证**。黄为脾虚、湿蕴的征象。故脾失健运，而气血不充，或水湿不化者，面即常见黄色。

6. 面色为青色，**主寒证、痛证、瘀血证及惊风证**。青为寒凝气滞、经脉瘀阻的气色。

7. 面色为黑色，**主肾虚、水饮证、瘀血证**。黑为阴寒水盛的病色。

8. 眼睑、口唇或手指、足趾不时颤动，见于急性热病，则为**动风发痉的先兆**；见于虚损久病，则为**气血不足，经脉失养**。

9. 四肢抽搐，多见于**风病**，如痫证、破伤风、小儿急惊风、小儿慢惊风等。

10. 足或手软弱无力、行动不灵，多属于**痿证**。

11. 一侧手足举动不遂，或麻木不仁，多为**中风偏瘫**；一侧手足疼痛而肌肉萎缩，多为**风邪耗血，正虚邪留**。项背强直、角弓反张、四肢抽搐，则为**痉病**。

12. 小儿头形过大或过小，伴有智力发育不全，多属**肾精亏损**。

13. 小儿囟门下陷，多属**虚证**。

14. 小儿囟门高突，多属**热证**。

15. 小儿囟门迟闭，头项软弱不能竖立者，多为**肾气不足，发育不良**。

16. 无论大人小儿，头摇不能自主的，皆为**风证**。

17. 发稀疏易落，或干枯不荣，多为**精血不足之证**。

18. 突然出现片状脱发，多属血虚受风。

19. 年少落发，**不属于肾虚，便属于血热**。

20. 青年白发，无其他病象者**不属病态**。

21. 眼胞红肿，多为**肝经风热**。

22. 目胞浮肿，如卧蚕状，多为**水肿**。

23. 眼窝下陷，多是**津液亏耗**。

24. 目眦赤烂，多属**湿热**。

25. 小儿睡眼露睛，多属**脾虚，气血不足**。

26. 瞳孔散大，是为**精气衰竭**。

27. 白睛黄染，常见于**黄疸**。

28. 目眦淡白，属**气血不足**。

29. 诸经热盛，均可见到目赤，凡开目而欲见人者，属**阳证**。

30. 闭目而不欲见人者，为**阴证**。

31. 两目上视或斜视、直视，多见于**肝风，或为动风先兆**。

32. 耳为肾之窍，属少阳经，为**宗脉所聚之处**。

33. 耳轮干枯焦黑，多是**肾精亏耗，精不上荣**所致，属危症。

34. 耳背有红络，耳根发凉，多是**麻疹先兆**。

35. 耳内流脓水，病为脓耳或聤耳，多为**肝胆湿热**所致。

36. 耳轮总以红润为佳，或黄或白或黑或青，都属病象，薄而白或黑，概为**肾精亏损**。

37. 唇为**脾之外荣**。

38. 若唇色淡白，多属**气血两虚**；色青紫，常为**寒凝血瘀**；色深红，则为**热在营血**。

39. 咽喉红肿而痛，多属**肺胃积热**。

40. 咽喉红肿溃烂，有黄白腐点，为**肺胃热毒壅盛**。

41. 咽喉红肿色鲜红娇嫩，疼痛不甚，多为**阴虚火旺**。

42. 咽喉红肿色淡红，久久不愈，是为**虚火上浮**。

43. 咽喉红肿如有灰白色假膜，擦之不去，重擦出血，且随即复生者，是为白喉，属**肺热阴伤之证**。

44. 斑疹见于外感热病，多是**邪热郁于肺胃不能外泄，内迫营血所致**。其中从肌肉而出的即是斑，而从皮肤血络发出的则为疹。

45. 发病局部范围较大，红、肿、热、痛，根盘紧束的疮疡为**痈**，属阳证。

46. 若漫肿无头，部位较深，皮色不变者的疮疡为**疽**，属阴证。

47. 若范围较小、初起如粟、根角坚硬，或麻或痒或木，顶白而痛者的疮疡，为**疔**。

48. 起于浅表，形圆而红、肿、热、痛，化脓即软者的疮疡，为**疖**。

49. 望舌质，主要是**察其颜色、形态的异常**。

50. 淡白舌，虚寒证，为**阳气虚弱、气血不足之象**。阳虚血少，气血不荣，故舌色淡白，常见于阳虚、血虚的病证。

51. 红舌，主热证。热盛则气血涌甚，反映于舌质，故呈现红色。可见于**里实热证，也可见于阴虚内热**。

52. 绛舌，**主内热深重，外感热病见绛舌**，表示邪热深入营血，多见于热性病极期。内伤杂病中，绛舌常见于**久病、重病之人，多属阴虚火旺**。

53. 舌见紫色，主病有寒热之分，绛紫色深，干枯少津，多系**邪热炽盛、阴液两伤、血气壅滞不畅之象**。

54. 舌见淡紫或青紫湿润，多因**阴寒内盛、血脉瘀滞**所致。

55. 舌上有紫色斑点，称为瘀斑或瘀点，多为**血瘀之象**。

56. 胖大舌，多属**脾肾阳虚、津液不化、水饮痰湿阻滞**所致。

57. 瘦薄舌，**阴血亏虚、舌体不充之象**。

58. 舌瘦薄而色淡者，多是**气血两虚**。

59. 舌见瘦薄而色红绛且干，多是**阴虚火旺、津液耗伤**所致。

60. 裂纹舌，多由**阴液亏损不能荣润舌面所致**。

61. 舌质红绛而有裂纹，多属**热盛津伤、阴精亏损**。

62. 舌色淡白而有裂纹，常是**血虚不润**的反映。

63. 齿痕舌，多属**脾虚**。

64. 若舌质淡白而湿润，多为**脾虚而寒湿壅盛**。

65. 舌尖有芒刺，多属**心火亢盛**；舌边有芒刺，多属**肝胆火盛**；舌中有芒刺，多属**胃肠热盛**。

66. 望舌苔，包括**望苔色及苔质**两个内容。

67. 舌白苔一般常见于**表证、寒证**。

68. 舌黄苔主**热证、里证**。

69. 舌灰苔主里证，可见于**里热证**，亦可见于寒湿证。

70. 舌黑苔主里证，**主热极又主寒盛**。

71. 舌苔黑而燥裂，甚则生芒刺，多为**热极津枯**；苔黑而润滑，则多属**阳虚寒盛**。

72. 望舌时，还应注意**光线，伸舌的姿势，以及染苔**等几个方面。

73. **舌象的变化**能较客观地反映人体气血的盛衰、病邪的性质、病位的浅深、病情的进退，以及判断疾病的转归与预后。

74. 察舌质，重在**辨内脏的虚实**；察舌苔，则重在辨病邪的深浅与胃气的存亡。

75. 痰色白而清稀，多为**寒证**。

76. 痰色黄或白而黏稠者，多属**热证**。

77. 痰少极黏、难以排出者，多属**燥痰**。

78. 痰白易咳而量多者，为**湿痰**。

79. 咳吐脓血如米粥状，为热毒蕴肺，多是**肺痈证**。

80. 痰中带血，或咳吐鲜血，多**为热伤肺络**。

81. 呕吐痰涎，其质清稀者，属于**寒饮**。

82. 呕吐物清稀而夹有食物、无酸臭味者，多为**胃气虚寒**。

83. 呕吐物色黄味苦，多属**肝胆有热、胃失和降**。

84. 呕吐物秽浊酸臭，多因**胃热或食积**所致。

85. 吐血鲜红或暗红，夹有食物残渣，多因**肝火犯胃或瘀血内停**所致。

86. 呕吐脓血、味腥臭者，多为**内痈**。

87. 便如黏冻，夹有脓血，是为**痢疾**。

88. 大便色白者为病在**气分**；色赤者为病在**血分**；赤白相杂者多属**气血俱病**。

89. 先便后血，其色黑褐的是**远血**；先血后便，其色鲜红的是**近血**。

90. 小便清澈而量多者，多属**虚寒**。

91. 小便量少而黄赤者，多属**热证**。

92. 小便混浊不清，**或为湿浊下注，或为脾肾气虚**。

93. 尿血者，多是**热伤血络**。

94. 尿有砂石者为**石淋**，尿如膏脂者为**膏淋**。

95. 语声高亢洪亮、多言而躁动的，属**实证、热证**；语声低微无力、少言而沉静的，属**虚证、寒证**。

96. 呼吸困难、短促急迫，甚则鼻翼扇动，或张口抬肩不能平卧的，称为喘。喘气时喉中有哮鸣声的，称为**哮**。

97. **咳嗽**是肺失宣肃，肺气上逆的反映。

98. 呈阵发性、咳而气急、连声不绝、终止时作鹭鸶叫声的，称为**顿咳（百日咳）**。

99. 呃逆、嗳气都是**胃气上逆**所致。

100. 口气臭秽，多属**胃热，或消化不良，亦见于龋齿、口腔不洁**等；口气酸臭，多是**胃有宿食**；口气腐臭，多是**牙疳或有内痈**。

101. 问诊顺序为**首先要问一般情况，其次问起病，再要问既往病史与家族史，最后是问现在症状**。

102. 潮热临床分为**阴虚潮热、湿温潮热、阳明潮热**。

103. 汗出辨析包括**表证辨汗、自汗、盗汗、绝汗、战汗**。

104. 疼痛性质有**胀痛、重痛、刺痛、绞痛、灼痛、冷痛、隐痛、掣痛**。

105. 胀痛指疼痛伴有胀满或胀闷，多为**气滞所致**。

106. 抽掣或牵引而痛，即为掣痛，多由**筋脉失养或阻滞不通**所致，因肝主筋，故掣痛多与肝病有关。

107. 胸闷痛而痞满者，多为**痰饮**。

108. 胸胀痛而走窜，嗳气痛减者，多为**气滞**。

109. 胸痛而咳吐脓血者，多见于**肺痈**。

110. 胸痛喘促而伴有发热、咳吐铁锈色痰的，多属**肺热**。

111. 胸痛、潮热、盗汗、痰中带血者，多属**肺痨**。

112. 胸痛彻背、背痛彻胸，多属**心阳不振**。

113. 痰浊阻滞的胸痹，如有胸前憋闷、痛如针刺刀绞，甚则面色灰滞、冷汗淋漓，则为**"真心痛"**。

114. 腹痛则泻，泻后痛减者多为**伤食**，泻后痛不减者多是**肝郁脾虚**。

115. 食欲减退或不欲食，胃纳呆滞，多是**脾胃功能失常**的表现。

116. 若食少见于久病，兼有面色萎黄、形瘦、倦怠等症者，属**脾胃虚弱**；而食少伴有胸闷、腹胀、肢体困重、舌苔厚腻者，则多是**脾湿不运**。

117. **消谷善饥**，指食欲过于旺盛、食后不久即感饥饿者，由胃火炽盛、腐熟太过所致。

118. 有饥饿感，但不想吃或进食不多者，称为**饥不欲食**，多因胃阴不足、虚火上扰所致。

119. 易饥多食，但大便溏泻、倦怠乏力，属**胃强脾弱**。

120. 口苦，多见于热证，特别是常见于**肝胆实热的病变**；口甜而腻，多属**脾胃湿热**；口中泛酸，多为**肝胃蕴热**；口中酸馊，多为**食积内停**；口淡乏味，常见于**脾虚不运**。

121. 睡中不自主排尿，是为遗尿，多属**肾气不足的虚证**。

122. 阳不入阴、神不守舍的病理表现是**不寐**。

123. 失眠的致病原因有**阴血不足、阳热亢盛**，以致心神不安、难以入寐和由于痰火食积诸邪气干扰所致。

124. 临床常见头晕有**风火上扰头晕、阴虚阳亢头晕、心脾血虚头晕、中气不足头晕、肾精不足头晕和痰浊中阻头晕**等。

125. 目眩多因**肝肾阴虚、肝阳上亢、肝血不足或气血不足、目失所养**而致。

126. 经前或经期小腹胀痛者，多属**气滞血瘀**；小腹冷痛、遇暖则缓者，多属**寒凝**；行经或经后小腹隐痛、腰酸痛者，乃气血亏虚、胞脉失养所致。

127. 带下色白而清稀的，多属**虚证、寒证**；色黄或赤，稠黏臭秽的，多为**实证、热证**。

128. 现代普遍选用的切脉部位是"**寸口**"，即切按患者桡动脉腕后表浅部位。

129. "寸口"又称"气口"或"脉口"，分寸、关、尺三部。掌后高骨（桡骨茎突）的部位为"**关**"，关前（腕端）为"**寸**"，关后（肘端）为"**尺**"。

130. 寸口脉分候脏腑的划分方法是**右寸候肺，右关候脾胃，右尺候肾（命门），左寸候心，左关候肝，左尺候肾**。

131. 切脉时常运用三种不同的指力以体察脉象，轻用力按在皮肤上为浮取，名曰"**举**"；重用力按至筋骨为沉取，名曰"**按**"；不轻不重，中等度用力按到肌肉，为中取，名曰"**寻**"。

132. 寸、关、尺三部，每部有浮、中、沉三候，合称"**三部九候**"。

133. 平脉主要有三个特点，一是"**有神**"，即脉象和缓有力；二是"**有胃**"（胃气），即脉来去从容而节律一致；三是"**有根**"，在尺部沉取，仍有一种从容不迫应指有力的气象。

134. 浮脉，脉象"**举之有余，按之不足**"。轻取即得，重取稍弱。

135. 浮脉特点是**脉象显现部位表浅**。

136. 浮脉**主表**。浮而有力为表实,浮而无力为表虚。

137. 浮脉相似脉有**散脉、芤脉**。

138. 散脉,表示**正气耗散、脏腑精气将绝,多见于病证的危候**。

139. 芤脉:浮大中空,有如按葱管。多见于**大失血或大汗后**。

140. 沉脉脉象,轻取不应,重按始得。特点是**脉象部位深在**。

141. 沉脉病邪在里。**有力为里实,无力为里虚**。

142. 沉脉相似脉有**伏脉、牢脉**。

143. 伏脉,常见于**厥证、邪闭、痛极**等病证。

144. 牢脉,多见于**阴寒积聚的病证**,如癥瘕、痞块、疝气等。

145. 迟脉脉象,**脉来迟慢,一息不足四至**(相当于每分钟脉搏在 60 次以下)。

146. 迟脉**主寒证**。有力为冷积,无力为阳虚。

147. 迟脉相似脉是**缓脉**。缓脉,多见于**湿邪致病及脾胃虚弱证**。

148. 数脉脉象,**一息脉来五至以上(相当于每分钟脉搏在 90 次以上)**,"去来促急"。

149. 数脉，主**热证**。有力为实热，无力为虚热。

150. 数脉相似脉是**疾脉**。疾脉特征是**数而躁**，在热性病极期，以及劳疾病阴竭阳越时，都可见到疾脉。

151. 虚脉脉象，三部脉举按皆无力，隐隐蠕动于指下，令人有一种软而空豁的感觉，是无力脉的总称。虚脉主**气血两虚，尤多见于气虚**。

152. 实脉脉象，**脉来去俱盛**，三部举按皆较大而坚实有力，是有力脉的总称。

153. 实脉，主**实证**。邪气实而正气不虚，邪正相搏，气血壅盛之证。

154. 滑脉脉象，"**往来流利，如盘走珠**"，指下有一种圆滑感。

155. 滑脉主**痰饮、食滞、实热**等。平人脉滑而冲和，是**营卫充实之象**。妇人妊娠亦常见滑象，是血气充盛而和调的表现。

156. 滑脉相似脉是动脉。动脉，脉来滑数有力，应指跳突如豆，但搏动的部位较短小，**主惊、主痛**。

157. 涩脉脉象，**往来艰涩不畅，有如轻刀刮竹**。

158. 涩脉主**气滞、血瘀、精伤、血少**。

159. 细脉脉象，**脉来细小如线，软弱无力，但应指明显**。

160. 细脉主**气血两虚、诸虚劳损，又主湿病**。

161. 细脉相似脉有**濡脉、微脉、弱脉**。

162. 濡脉,浮而细软,轻按可以触知,重按反不明显。**虚证与湿证均常见**。

163. 微脉,"极细而软,按之欲绝,若有若无"。常见于**心肾阳衰及暴脱的患者**。

164. 弱脉,沉细而应指无力。**主气血两虚诸证**。

165. 洪脉脉象,"洪脉极大,状如洪水,来盛去衰,滔滔满指"。即**脉体阔大,充实有力,来的力量较去的力量为大**。

166. 洪脉主**邪热亢盛**。久病气虚,或虚劳、失血、久泄等病证而见洪脉,则多属邪盛正衰的危症。

167. 洪脉相似脉是大脉。大脉**大而有力,为邪热实证,大而无力多为虚损**。

168. 弦脉脉象**端直以长,如按琴弦**。

169. 弦脉主**肝胆病、痛证、痰饮**等。弦大兼滑,阳热为病;弦紧兼细,阴寒为病;虚劳内伤,中气不足,肝病乘脾,也常见弦脉;若弦而细劲,如循刀刃,便是全无胃气,病多难治。

170. 弦脉相似脉有**紧脉、革脉**。

171. 代脉脉象,**脉来缓弱而有规则地歇止,间歇时间较长**。

172. 代脉主**脏气衰微**。相似脉有**促脉、结脉**。

173. 尺肤，是指**肘内至掌后横纹处的一段皮肤**。

174. 脘部，指胸骨以下部位，又称"**心下**"。

175. 心下按之硬而痛的是**结胸，属实证**。心下满，按之濡软而不痛的，多是**痞证**。心下坚硬，大如盘，边如旋杯，为水饮。

176. 腹胀满、叩之如鼓、小便自利的属**气胀**；按之如囊裹水、小便不利的是**水鼓**。

177. 腹内有肿块、按之坚硬、推之不移且痛有定处的，**为癥为积，多属血瘀**；肿块时聚时散，或按之无形，痛无定处的，**为瘕为聚，多属气滞**。

178. 腹痛绕脐，左下腹部按之有块累累，当考虑**燥屎内结**。腹有结聚、按之硬，且可移动聚散的，多为**虫积**。

179. 右侧少腹部按之疼痛，尤以重按后突然放手而疼痛更为剧烈的，多是**肠痈**。

历年考题

【A 型题】1. 舌胖大，有齿痕，所指的是（　　）
A. 肺气虚　　　　B. 脾气虚
C. 肾阴虚　　　　D. 肝血虚
E. 心血虚
【考点提示】B。舌体的边缘见牙齿的痕迹，即为齿痕舌。多因舌体胖大而受齿缘压迫所致,故齿痕舌常与胖大舌同见,多属脾虚。

【A型题】2. 三部脉分候脏腑,左寸候的是(　　)
A. 肾　　　　　　　B. 肺
C. 脾　　　　　　　D. 肝
E. 心

【考点提示】E。三部脉分候脏腑现临床常用的划分方法是:右寸候肺,右关候脾胃,右尺候肾（命门）,左寸候心,左关候肝,左尺候肾。

【B型题】(3~4题共用备选答案)
A. 胀痛　　　　　　B. 重痛
C. 刺痛　　　　　　D. 隐痛
E. 掣痛

3. 气滞多见(　　)
4. 瘀血多见(　　)

【考点提示】A、C。胀痛,即胀且痛者,多属气滞。刺痛即疼痛如针刺,是瘀血疼痛的特点之一,以胸胁、少腹、小腹、胃脘部出现为多。

【B型题】(5~6题共用备选答案)

A. 食欲减退　　　　　　B. 消谷善饥
C. 恶闻食臭　　　　　　D. 饥不欲食
E. 嗜食异物

5. 伤食多见(　　)
6. 脾胃虚弱多见(　　)

【考点提示】C、A。厌恶食物或恶闻食臭,即为厌食,又称"恶食",多见于伤食。食少见于久病,兼有面色萎黄、形瘦、倦怠等症者,属脾胃虚弱。

【B型题】(7~9题共用备选答案)
A. 手足抽搐　　　　　　B. 手足肿胀
C. 手足麻木　　　　　　D. 手足软弱
E. 手足不遂

7. 痿证可见(　　)
8. 痉病可见(　　)
9. 惊风可见(　　)

【考点提示】D、A、A。足或手软弱无力、行动不灵,多属于痿证。项背强直、角弓反张、四肢抽搐,则为痉病。惊风可见肝热抽搐。

【B型题】(10~11题共用备选答案)
A. 痿软舌　　　　　　　B. 瘦薄舌

C. 齿痕舌 D. 裂纹舌

E. 芒刺舌

10. 热盛津伤可见(　　)

11. 脾虚湿盛可见(　　)

【考点提示】D、C。若舌质红绛而有裂纹,多属热盛津伤、阴精亏损。舌体的边缘见牙齿的痕迹,即为齿痕舌。多因舌体胖大而受齿缘压迫所致,故齿痕舌常与胖大舌同见,多属脾虚。若舌质淡白而湿润,多为脾虚而寒湿壅盛。

【B型题】(12~14题共用备选答案)

A. 呼吸不畅,胸闷气短

B. 呼吸有力,声高气粗

C. 呼吸困难,短促急迫

D. 呼吸困难,喉中有声

E. 呼多吸少,气不得续

12. 实热多见(　　)

13. 虚喘多见(　　)

14. 哮证多见(　　)

【考点提示】B、E、D。呼吸有力,声高气粗,多是热邪内盛、气道不利,属于实热证。若喘声低微息短、呼多吸少、气不得续的,属虚喘,乃肺肾气虚、出纳无力之故。喘气时喉中有哮鸣声的,称为哮。

【B型题】(15~16题共用备选答案)
　　A. 齿痕舌　　　　　B. 胖大舌
　　C. 芒刺舌　　　　　D. 痿软舌
　　E. 瘦薄舌
　15. 根据中医望诊理论,热邪亢盛可见(　　)
　16. 根据中医望诊理论,脾肾阳虚可见(　　)

【考点提示】C、B。舌乳头增生、肥大,高起如刺,摸之棘手,称为芒刺。若芒刺干燥,多属热邪亢盛,且热愈盛则芒刺愈多。较正常舌体胖大,为胖大舌。有胖嫩与肿胀之分。若舌体胖嫩,色淡,多属脾肾阳虚、津液不化、水饮痰湿阻滞所致。

【B型题】(17~19题共用备选答案)
　　A. 齿稀根露　　　　B. 齿龈红肿
　　C. 齿龈青紫　　　　D. 齿龈淡白
　　E. 牙齿蛀蚀
　17. 根据中医望诊理论,肾虚可见(　　)
　18. 根据中医望诊理论,血虚可见(　　)
　19. 根据中医望诊理论,胃火可见(　　)

【考点提示】A、D、B。牙齿松动稀疏、齿根外露者，多属肾虚或虚火上炎。胃之经脉络于龈中，龈色淡白者，多是血虚不荣。齿龈红肿者，多属胃火上炎。

【B型题】(20~22题共用备选答案)

A. 意识不清，突然转佳
B. 心质不宁，呼号骂闹
C. 表情淡漠，哭笑无常
D. 意识模糊，目光呆滞
E. 昏不知人，四肢抽动

20. 某女，20岁。平素情志抑郁，因失恋而致神智异常，诊断为癫病，临床表现可见(　　)

21. 某女，37岁。平素性情急躁，因暴而致神志异常，诊断为狂病，临床表现可见(　　)

22. 某女，31岁。患癫痫病多年。发作时突然出现神志异常，临床表现可见(　　)

【考点提示】C、B、E。表情淡漠、寡言少语、闷闷不乐，继则精神发呆、哭笑无常的，多为痰气凝结、阻蔽心神的癫病。烦躁不宁、登高而歌、弃衣而走、呼号怒骂、打人毁物、不避亲疏，多属痰火扰心的狂病。若突然跌倒、昏不知人、口吐涎沫、四肢抽动，多属痰迷心窍、肝风内动的痫病。

【C型题】(23~24题共用题干)

某女，32岁，平素性情急躁易怒，月经不调，因胃痛1周就诊，胃脘灼痛，痛势急迫，烧心泛酸，口苦口干，舌红苔黄，脉弦。

23. 该患者舌红提示属于(　　)
   A. 虚寒证　　　　B. 实热证
   C. 虚热证　　　　D. 瘀血证
   E. 痰湿证

24. 该患者弦脉提示病位相关之脏是(　　)
   A. 肝　　　　　　B. 心
   C. 脾　　　　　　D. 肺
   E. 肾

【考点提示】B、A。热证临床表现多见发热喜凉，口渴饮冷，面红目赤，烦躁不宁，小便短赤，大便燥结，舌红苔黄而干燥，脉数等症状。口苦，多见于热证，特别是常见于肝胆实热的病变。弦脉主肝胆病、痛证、痰饮等。弦大兼滑，阳热为病；弦紧兼细，阴寒为病；虚劳内伤，中气不足，肝病乘脾，也常见弦脉；若弦而细劲，如循刀刃，便是全无胃气，病多难治。

第三节 辨 证

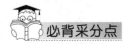

1. 病在皮毛、肌肤,部位浅在者属**表证**;病在脏腑、血脉、骨髓,部位深在者属**里证**。

2. 表证一般指**六淫之邪从皮毛、口鼻侵入人体**而引起的外感病初起阶段。

3. 表证以**发热恶寒、苔薄白、脉浮**为主;里证以**发热不恶寒、苔黄、脉数或沉滑**为主。

4. 一般来说,阳证必见**热象**,多见身热、恶热、烦渴、脉数;阴证必见**寒象**,多见身寒肢冷、无热恶寒、精神萎靡、脉沉微无力。

5. 寒证,临床表现常见恶寒喜暖,口淡不渴,面色苍白,肢冷,小便清长,大便溏稀,舌淡苔白而润滑,**脉迟或紧**等症状。

6. 寒证以寒为主,**功能减退**为辨证要点。

7. 热证,临床表现多见发热喜凉,口渴饮冷,面红目赤,烦躁不宁,小便短赤,大便燥结,舌红苔黄而干燥,**脉数**等症状。

8. 热证以热为主,**功能活动亢进**为辨证要点。

9. 表证和里证各有寒热虚实之证,即**表寒证、表热证、表虚证、表实证,里寒证、里热证、里虚证、里实证**。

10. 在里证中还有虚寒、虚热、实寒和实热证。虚寒证即**阳虚证**,虚热证即**阴虚证**,实寒即**里寒证**,实热证即**里热证**。

11. 阴证临床常表现为无热恶寒,四肢逆冷,息短气乏,身体沉重,精神不振,但欲卧寐,呕吐,下利清谷,小便色白,爪甲色青,面白舌淡,**脉沉微**等症状。

12. 阴证以**见寒象**为辨证要点。

13. 阳证临床常表现为身热,恶热不恶寒,心烦口渴,躁动不安,气高而粗,口鼻气热,目睛了了不寐,目睛视物模糊或目赤多眵,面唇色红,指甲色红,小便红赤,大便或秘或干,舌质红绛,**脉滑数有力**等症状。

14. 阳证以**见热象**为辨证要点。

15. 阳证必见热象,多见**身热、恶热、烦渴、脉数**;阴证必见寒象,多见**身寒肢冷、无热恶寒、精神萎靡、脉沉微无力**。

16. 心病主要证候有**心气虚证与心阳虚证、心血虚证与心阴虚证、心血瘀阻证与心火亢盛证证**。

17. 心阳虚证与心气虚证的共有症状是**心悸,气短,自汗,活动或劳累后加重**。

18. 心气虚证以**心脏及全身功能活动衰弱**为辨证要点。心阳虚证以**在心气虚证的基础上出现虚寒症状**为辨证要点。

19. 心血虚证与心阴虚证的共同症状是**心悸，心烦，易惊，失眠，健忘**。

20. 心血虚证以**心的常见症状与血虚证共见**为辨证要点。心阴虚证**以心的常见症状与阴虚证共见**为辨证要点。

21. 心血瘀阻证的临床表现，多见心悸、心前区刺痛或闷痛，并常引臂内侧疼痛，尤以左臂痛厥为多见，一般痛势较剧，时作时止，重者并有面、唇、指甲青紫，四肢逆冷，舌质暗红，或见紫色斑点，苔少，**脉微细或涩**。

22. 心血瘀阻证一般以**胸部憋闷疼痛、痛引肩背内臂、时发时止**为辨证要点。

23. 心火亢盛证的临床表现，多见心中烦热，急躁失眠，口舌糜烂疼痛，口渴，舌红，**脉数**，甚则发生吐血、衄血。

24. 心火亢盛证以**心及舌、脉等有关组织出现实火内炽的症状**为辨证要点。

25. 肺病主要证候有**肺气虚与肺阴虚、风寒犯肺与风热犯肺、燥热犯肺与痰浊阻肺证**。

26. 以**咳喘无力、气少不足以息和全身功能活动减弱为**肺气虚证辨证要点。

27. 肺阴虚证的临床表现，常见咳嗽较重，干咳无痰，或痰少而黏，并有咽喉干痒，或声音嘶哑，身体消瘦，舌红少津，**脉细无力**。阴虚火旺还可见咳痰带血，干渴思饮，午后发热，盗汗，两颧发红，舌质红，脉细数。

28. 风寒犯肺证的临床表现，常见咳嗽或气喘，咳痰稀薄，色白而多泡沫，口不渴，常伴有鼻流清涕，或发热恶寒，头痛身酸楚，舌苔薄白，**脉浮或弦紧**。

29. 风寒犯肺证一般以**咳嗽兼见风寒表证**为辨证要点。

30. 风热犯肺证的临床表现，常见咳嗽，咳黄稠痰，不易咳出，甚则咳吐脓血稠痰，一般还伴咽喉疼痛、鼻流浊涕、口干欲饮等，舌尖红，**脉浮数**。病重者可见气喘鼻扇、烦躁不安。

31. 风热犯肺证一般以**咳嗽与风热表证共见**为辨证要点。

32. 燥热犯肺证的临床表现，常见干咳无痰，或痰少而黏，缠喉难出，鼻燥咽干，舌尖红，苔薄白少津，**脉浮细而数**。并常伴有胸痛或发热头痛、身酸楚等症状。

33. 燥热犯肺证一般以**肺系症状表现干燥少津**为辨证要点。

34. 痰浊阻肺证的临床表现常见咳嗽，痰量多，色白而黏，容易咳出，或见气喘、胸满、呕恶等症，舌苔白腻，**脉象多滑**。

35. 痰浊阻肺证一般以**咳嗽痰多质黏、色白易咳**为辨证要点。

36. 脾病的主要证候有**脾气虚与脾阳虚、寒湿困脾与脾胃湿热证**。

37. 引起脾气虚弱的原因是**素体虚弱，劳倦与饮食不节，内伤脾气**等。

38. 常见脾虚证候可分为**脾失健运、脾虚下陷、脾不统血**。

39. 脾失健运常见食纳减少，食后作胀，或肢体浮肿，小便不利，或大便溏泻，时息时发，并伴有身倦无力、气短懒言、面色萎黄、**舌质淡嫩、苔白、脉缓弱**的临床表现。

40. 脾失健运以**运化功能减退和气虚证共见**为辨证要点。

41. 脾虚下陷常见子宫脱垂，脱肛，胃下垂，慢性腹泻，并见食纳减少，食后作胀，少腹下坠，体倦少气，气短懒言，**面色萎黄，舌淡苔白，脉虚**的临床表现。

42. 脾虚下陷一般以**脾气虚和内脏下垂**为辨证要点。

43. 脾不统血常见面色苍白或萎黄，饮食减少，倦怠无力，气短，肌衄，便血以及妇女月经过多，或崩漏，**舌质淡，脉细弱**的临床表现。

44. 脾不统血一般以**在脾气虚的基础上出血共见**为辨证要点。

45. 脾阳虚证的临床表现常见在脾失健运症状的基础上，同时出现腹中冷痛，腹满时减，得温则舒，口泛清水，四肢不温，气怯形寒，**脉沉迟而舌淡苔白**。妇女则见白带清稀，小腹下坠，腰酸沉等症。

46. 脾阳虚证一般以**脾运失健的基础上伴有寒象**为辨证要点。

47. 寒湿困脾证常见脘腹胀满，头身困重，食纳减少，泛恶欲吐，口不渴，便溏稀薄，小便不利，妇女带下，**舌苔白腻或厚，脉迟缓而濡**。

48. 寒湿困脾证一般以**脾的运化功能障碍**为基础，同时又有寒湿中遏的表现为辨证要点。

49. 脾胃湿热证常见面目皮肤发黄，鲜明如橘色，脘腹胀满，不思饮食，厌恶油腻，恶心呕吐，体倦身重，发热，口苦，尿少而黄，**舌苔黄腻，脉濡数**。

50. 脾胃湿热证一般以**脾的运化功能障碍和湿热内阻的症状**为辨证要点。

51. 肝病主要证候有**肝气郁结、肝火上炎、肝阳上亢、肝风内动、肝阴虚、肝血虚、肝胆湿热、寒滞肝脉证**。

52. 肝气郁结证临床表现常见**胁肋胀痛，胸闷不舒，**

善太息，神情沉默，不欲饮食，或见口苦善呕，头目眩晕，舌苔白滑，脉弦。在妇女则有月经不调、痛经或经前乳房作胀等症。

53. 肝气郁结证一般以**情志抑郁，肝经所过部位发生胀闷疼痛，在妇女则有月经不调等**作为辨证要点。

54. 肝火上炎证临床表现，常见**头痛眩晕**，耳聋耳鸣，面红目赤，口苦，尿黄，甚则咯血、吐血、衄血，舌红苔黄，脉弦数。

55. 肝火上炎证一般以**肝脉循行所过的头、目、耳、胁部位见到实火炽盛症状**作为肝火上炎证辨证要点。

56. 肝阴虚证临床表现，常见**眩晕耳鸣**，胁痛目涩，面部烘热，五心烦热，潮热盗汗，口咽干燥，手足蠕动，舌红少津，脉弦细数。

57. 肝阴虚证一般以**肝病症状和阴虚证共见**为辨证要点。

58. 肝阳上亢证临床表现，常见头痛、头胀、眩晕，时轻时重，耳鸣耳聋，口燥咽干，两目干涩，失眠健忘，腰膝酸软，**舌红少津，脉多弦而有力**。

59. 肝阳上亢证一般以**肝阳亢于上而肾阴亏于下的症状表现**作为辨证要点。

60. 肝血虚证临床表现，常见**眩晕耳鸣，面白无华，爪甲不荣**，夜寐多梦，视力减退或雀目，或见肢体麻木，关节拘急不利，手足震颤，肌肉跳动，舌淡苔白，脉弦细。妇女常见月经量少、色淡，甚则经闭。

61. 肝血虚证一般以**筋脉、爪甲、两目、肌肤等失去血的濡养及全身血虚的表现**为辨证要点。

62. 肝风内动证症状主要以**眩晕抽搐、震颤**等为主。

63. 肝阳化风临床表现常见**眩晕欲仆**，头胀头痛，肢麻或震颤，舌体㖞斜，舌红脉弦，甚则猝然昏倒、舌强、语言不利，或半身不遂。

64. 肝阳化风一般根据**患者平素具有肝阳上亢的现象结合突然出现肝风内动的症状**为辨证要点。

65. 肝风内动证包括**肝阳化风、热极生风、血虚生风**。

66. 热极生风临床表现常见**高热，肢体抽搐**，项强，两眼上翻，甚则角弓反张，神志昏迷，舌红，脉弦数。

67. 热极生风多以**高热与肝风共见**为辨证要点。

68. 血虚生风临床表现常见**头目眩晕，视物模糊**，面色萎黄，肢体麻木或震颤，手足拘急，肌肉瞤动，脉弦细，舌淡少苔。

69. 血虚筋脉失养所表现的动风，一般有筋脉、爪甲、两目、肌肤等失去血的濡养的症状，以及**全身血虚**为辨证要点。

70. 肝胆湿热证临床表现，常见**胁肋满闷疼痛**，黄疸，小便短赤，或小便黄而浑浊，或带下色黄腥臭，外阴瘙痒，或睾丸肿痛，红肿灼热，舌苔黄腻，脉弦数。

71. 肝胆湿热证一般以**胁肋胀痛、身目发黄或阴部瘙痒、带下黄臭、舌红苔黄腻**为辨证要点。

72. 寒滞肝脉的临床表现常见**少腹胀痛**，牵引睾丸，或睾丸胀大下坠，或阴囊冷缩，舌润苔白，脉多沉弦。

73. 寒滞肝脉一般以**少腹牵引阴部坠胀冷痛**为辨证要点。

74. 肾病的主要证候有**肾阳虚、肾阴虚、肾精不足、肾气不固、肾不纳气**。

75. 肾阳虚证的临床表现，常见**形寒肢冷**，精神不振，腰膝酸软，或阳痿不举，舌淡苔白，脉沉迟或两尺无力。

76. 肾阳虚证一般以**全身功能低下伴见寒象**为辨证要点。

77. 肾阴虚证的临床表现，常见**头晕目眩**，耳鸣耳聋，牙齿松动，失眠遗精，口燥咽干，五心烦热，盗汗，腰膝酸痛，舌红，脉细数。

78. 肾阴虚证一般以**肾病的主要症状和阴虚内热症状同见**为辨证要点。

79. 肾气不固证，临床表现常见**滑精早泄**，尿后余沥，小便频数而清，甚则不禁，腰脊酸软，面色淡白，听力减退，舌淡苔白，脉细弱。

80. 肾气不固证一般以**肾及膀胱不能固摄表现的症状**为辨证要点。

81. 肾不纳气证，临床表现常见**气虚喘促**，呼多吸少，动则喘甚，汗出，四肢不温，恶风寒，面部虚浮，脉虚浮，舌质淡。

82. 肾不纳气证一般以**久病咳喘、呼多吸少、气不得续、动则加重为主，伴见肺肾气虚表现**为辨证要点。

83. 六腑病变的主要证候有**胃寒、胃热（火）、食滞胃脘、胃阴虚、大肠湿热、大肠津亏、膀胱湿热证**。

84. 胃寒证的临床表现，常见**胃脘疼痛**，轻则绵绵不已，重则拘急剧痛，阵阵发作，遇寒则重，得热则缓，呕吐清水，舌苔白滑，脉沉迟或沉弦。

85. 胃寒证一般以**胃脘疼痛和寒象同见**为辨证要点。

86. 胃热证的临床表现，常见**胃脘灼热而疼痛**，烦渴多饮或渴欲冷饮，消谷善饥，牙龈肿痛，口臭，泛酸嘈杂，舌红苔黄，脉滑数。

87. 胃热证一般以**胃病常见症状和热象**共见为辨证要点。

88. 食滞胃脘证的临床表现有**脘腹胀满**，呕吐酸腐，嗳气反酸，或矢气酸臭，不思饮食，大便泄泻或秘结，舌苔厚腻，脉滑。

89. 食滞胃脘证以**胃脘胀闷疼痛、嗳腐吞酸**为辨证要点。

90. 胃阴虚证的临床表现，常见**口咽发干**，多以睡后明显，不思饮食，或知饥不食，并有心烦、低热、大便不调、干呕作呃，舌红少苔或无苔，脉细数。

91. 胃阴虚证一般以**胃病常见症状伴见阴虚**为辨证要点。

92. 膀胱湿热证临床常见**小便不畅**，尿频尿急，尿痛或小便淋沥，尿色浑浊，或有脓血，或有砂石，舌苔黄腻，脉数。

93. 膀胱湿热证以**尿频、尿急、尿痛、尿黄**为辨证要点。

94. 脏腑兼病主要的证候有**心肺两虚、心脾两虚、心肾不交、肺脾两虚、肝火犯肺、肺肾阴虚、肝脾不调、肝胃不和、脾肾阳虚与肝肾阴虚证**。

95. 心肺两虚证临床常见**久咳不已，气短心悸，面色㿠白，甚者可见口唇青紫，舌淡，脉细弱**。

96. 心肺两虚证一般以**心悸咳喘与气虚证共见**为辨证要点。

97. 心脾两虚证临床常见**心悸怔忡**，失眠多梦，健忘，食纳减少，腹胀，大便溏泻，倦怠乏力，舌质淡嫩，脉细弱。

98. 心肾不交证临床常见**虚烦失眠**，心悸健忘，头晕耳鸣，咽干，腰膝酸软，多梦遗精，潮热盗汗，小便短赤，舌红无苔，脉细数。

99. 肺脾两虚证临床常见**久咳不已**，短气乏力，痰多清稀，食纳减少，腹胀便溏，甚则足面浮肿，舌淡苔白，脉细弱。

100. 肺脾两虚证以**咳喘、纳少、腹胀便溏为主，伴见气虚症状**为辨证要点。

101. 肝火犯肺证临床常见**胸胁窜痛**，咳嗽阵作，甚则咳吐鲜血，性急善怒，烦热口苦，头眩目赤，舌苔薄，舌质红，脉弦数。

102. 肝火犯肺证以**胸胁灼痛、急躁易怒、目赤口苦、咳嗽**为辨证要点。

103. 肺肾阴虚证临床常见**咳嗽痰少**，动则气促，间或咯血，腰膝酸软，消瘦，骨蒸潮热，盗汗遗精，颧红，舌红苔少，脉细数。

104. 肺肾阴虚证以**久咳痰血、腰膝酸软、遗精等症与阴虚症状同见**为辨证要点。

105. 肝脾不调证临床常见**胸胁胀痛**，善太息，腹部胀满，肠鸣，大便稀薄，矢气多，精神抑郁，性情急躁，食纳减少，舌苔白，脉弦数。

106. 肝脾不调证以**胸胁胀满窜痛、易怒、纳呆、腹**

胀、便溏为辨证要点。

107. 肝胃不和证临床常见**胸胁胀满**，善太息，胃脘胀满作痛，嗳气吞酸，嘈杂或呕恶，苔薄黄，脉弦。

108. 肝胃不和证以**脘胁胀痛、吞酸嘈杂**为辨证要点。

109. 脾肾阳虚证临床常见**畏寒肢冷**，气短懒言，身体倦怠，大便溏泻或五更泄泻，或见浮肿，甚则腹满膨胀，舌质淡，苔白润，脉细弱。

110. 脾肾阳虚证以**腰膝、下腹冷痛，久泻不止，浮肿等与寒证并见**为辨证要点。

111. 肝肾阴虚证临床常见**头晕目眩**，耳鸣，胁痛，腰膝酸软，咽干，颧红，盗汗，五心烦热，男子或见遗精，女子或见月经不调，舌红无苔，脉细数。

112. 肝肾阴虚证以**胁痛、腰膝酸软、耳鸣、遗精与阴虚内热症状同见**为辨证要点。

113. 腰为肾之府，肾主骨，肝主筋，膝为筋之府，肝肾阴虚，故**腰膝酸软**。

114. 气的病变一般可概括为**气虚、气陷、气滞、气逆**四种。

115. 气虚证临床常见**头晕目眩**，少气懒言，疲倦乏力，自汗，活动时诸症加剧，舌淡，脉虚无力。

116. 气虚证一般以**全身功能活动低下**为辨证要点。

117. 气陷证临床常见**头目昏花**，少气倦怠，腹部有坠胀感，脱肛或子宫脱垂等，舌淡苔白，脉弱。

118. 气陷证一般以**内脏下垂**为主要诊断要点。

119. 气滞证临床常见**胀闷疼痛，妇女乳房胀痛**。

120. 气滞证一般以**胀闷疼痛**为辨证要点。

121. **肺气上逆**可见咳嗽喘息；**胃气上逆**，则见呃逆、嗳气、恶心呕吐；**肝气升发太过**，则见头痛、眩晕、昏厥、呕血等。

122. 血的病证概括起来主要有**血虚、血瘀、血热、血寒**四个方面。

123. 血虚证临床常见**面色苍白或萎黄**，唇色淡白，头晕眼花，心悸失眠，手足发麻，妇女经行量少，愆期甚或经闭，舌质淡，脉细无力。

124. 血虚证一般以**面色、口唇、爪甲失其血色及全身虚弱**为辨证要点。

125. 血瘀证临床常见**局部肿胀疼痛**，痛如针刺，拒按，痛处固定不移，且常在夜间加重，一般伴有面色晦暗、口唇色紫、舌有瘀斑、口干但欲漱水不欲咽等症状。

126. 血瘀证一般以**痛如针刺、痛有定处、拒按、肿块、唇舌爪甲紫暗、脉涩**等为辨证要点。

127. 血热证临床常见**心烦**，或躁扰发狂，口干不喜饮，身热，以夜间为甚，脉细数，舌红绛，或见各种出血证，妇女月经前期、量多等。

128. 血热证一般以<u>出血和全身热象</u>为辨证要点。

129. 血寒证临床常见**疼痛喜暖**，得暖痛减，形寒肢冷，舌淡而暗，脉沉迟涩。妇女常见少腹冷痛，畏寒肢冷，月经愆期，色暗淡有血块等。

130. 血寒证一般以<u>**手足、腹部等局部冷痛，肤色紫暗**</u>为辨证要点。

131. 气为阳，血为阴。气血同病证候，常见<u>**气滞血瘀、气血两虚、气不摄血、气随血脱证等**</u>。

132. 气血两虚证临床常见<u>**少气懒言**</u>，乏力自汗，面色苍白或萎黄，心悸失眠，舌淡而嫩，脉细弱等。

133. 气不摄血证临床常见<u>**出血的同时，见有气短，倦怠乏力，面色苍白，脉软弱细微，舌淡**</u>等气虚的症状。

134. 气随血脱证临床常见<u>**大量出血的同时，见面色㿠白，四肢厥冷，大汗淋漓，甚至晕厥，脉微细或弱**</u>等症。多以大量出血时，随即出现气脱的症状为辨证要点。

历年考题

【A 型题】1. 腰脊酸软，滑精早泄属于(　　)
　A. 肾阳虚证　　　　　B. 肾阴虚证
　C. 肾精不足证　　　　D. 肾气不固证
　E. 肾不纳气证

【考点提示】 D。肾气不固证临床常见滑精早泄，尿后余沥，小便频数而清，甚则不禁，腰脊酸软，面色淡白，听力减退，舌淡苔白，脉细弱。一般以肾及膀胱不能固摄表现的症状为辨证要点。

【A型题】 2. 中医诊断用以分辨邪正盛衰的纲领是（ ）

A. 阴阳
B. 表里
C. 寒热
D. 虚实
E. 气血

【考点提示】 D。关于邪正盛衰，邪气盛者为实证，正气衰者为虚证。

【B型题】（3~5题共用备选答案）

A. 肝阳化风
B. 血虚生风
C. 热极生风
D. 阴虚风动
E. 血燥生风

3. 某男，73岁。平素头昏头痛，午后颧红，口渴咽干。因操劳过度，突然发病，肢麻震颤，舌体歪斜，来院急诊。中医辨证为（ ）

4. 患儿，5岁。咽部红肿疼痛3日，体温39.9℃，突然肢体抽搐，两眼上翻，来院急诊。中医辨证为（ ）

5. 某女，30岁。难产，分娩后头晕目眩，视物模糊，肌肉瞤动，手足拘急，面色无华，口唇色淡。中医辨证为（　　）

【考点提示】A、C、B。肝阳化风临床表现常见眩晕欲仆，头胀头痛，肢麻或震颤，舌体歪斜，舌红脉弦，甚则猝然昏倒、舌强、语言不利，或半身不遂。一般根据患者平素具有肝阳上亢的现象结合突然出现肝风内动的症状为辨证要点。热极生风临床表现常见高热，肢体抽搐，项强，两眼上翻，甚则角弓反张，神志昏迷，舌红脉弦数。多以高热与肝风共见为辨证要点。血虚生风临床表现常见头目眩晕，视物模糊，面色萎黄，肢体麻木或震颤，手足拘急，肌肉瞤动，脉弦细，舌淡少苔。血虚筋脉失养所表现的动风，一般有筋脉、爪甲、两目、肌肤等失去血的濡养的症状，以及全身血虚为辨证要点。

【C型题】（6~8题共用题干）

某女，29岁。咳嗽2月余，干咳无痰，咽喉干痒，时有声音嘶哑。舌红少苔，脉细数。

6. 根据八纲辨证，该证属于（　　）

A. 实证　　　　　　　　B. 虚证

C. 表证　　　　　　　　D. 阳证

E. 寒证

7. 根据脏腑辨证,该证属于(　　)

    A. 肺气虚　　　　　　B. 风寒袭肺
    C. 肺阴虚　　　　　　D. 风热袭肺
    E. 肝火犯肺

8. 根据辨证结果,应采取的治法是(　　)

    A. 滋阴润肺　　　　　B. 补气益肺
    C. 辛凉清润　　　　　D. 宣肺散寒
    E. 清肝滋肺

【考点提示】B、C、A。虚证表现常有面色苍白或萎黄,精神萎靡,身疲乏力,心悸气短,形寒肢冷或五心烦热,自汗盗汗,大便滑脱,小便失禁,舌上少苔无苔,脉虚无力等。以症状表现不足、虚弱为辨证要点。肺阴虚证的临床表现,常见咳嗽较重,干咳无痰,或痰少而黏,并有咽喉干痒,或声音嘶哑,身体消瘦,舌红少津,脉细无力。肺肾阴虚[症状]干咳少痰,或痰中带血,午后咳甚,或伴五心烦热,颧红,耳鸣。舌红少苔,脉细数。[治法]滋阴润肺,止咳化痰。

【C型题】(9~10题共用题干)

某女,32岁,口舌生疮,烦躁焦虑,口干舌燥,小便短赤。舌尖红,苔薄黄,脉数。

9. 口舌生疮,舌尖红,病位在(　　)
   A. 心　　　　　　　　B. 肝
   C. 胃　　　　　　　　D. 肺
   E. 肾
10. 脉数主病是(　　)
   A. 虚证　　　　　　　B. 热证
   C. 阴证　　　　　　　D. 寒证
   E. 表证

【考点提示】A、B。心火炽盛症状:不寐,心烦,口干,舌燥,口舌生疮,小便短赤。舌尖红,苔薄白,脉数有力或细数。热证临床表现多见发热喜凉,口渴饮冷,面红目赤,烦躁不宁,小便短赤,大便燥结,舌红苔黄而干燥,脉数等症状。

第三章 常见病辨证论治

第一节 治则与治法

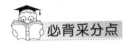
必背采分点

1. 扶正祛邪即为**治疗总则**。

2. **治病求本**，就是寻找出疾病的根本原因，并针对根本原因进行治疗。这是辨证论治的一个基本原则。

3. 从邪正双方比较，**正气是本，邪气是标**。

4. 从病因与症状看，**病因是本，症状是标**。

5. 从疾病先后看，**旧病、原发病是本，新病、继发病是标**。

6. 从病位看，**脏腑精气病是本，肌表经络病是标**。

7. 在疾病的发展过程中出现了严重的并发症，标病甚急，不及时解决，则将危及患者的生命或影响本病的治疗时，则应采取**"急则治其标"**的法则。

8. 肺痨咳嗽，其本多为肺肾阴虚，故治疗不应用一般的治咳法治其标，而应**滋养肺肾之阴**以治其本。

9. 虚人感冒，素体气虚，反复外感，治宜**益气解表，益气为治本，解表是治标**。

10. 正治是指采用与疾病的证候性质相反的方药以治疗的一种常用治疗法则，又称**逆治**。

11. 正治法适用于**疾病的征象与本质相一致**的病证。

12. 正治主要包括：**寒者热之、热者寒之、虚则补之、实则泻之**。

13. 表寒证用**辛温解表方药**，里寒证用**辛热温里方药**治疗。

14. 表热证用**辛凉解表方药**，里热证用**苦寒清里方药**治疗。

15. 阳虚用**温阳的方药**；阴虚用**滋阴的方药**；气虚用**补气的方药**；血虚用**补血的方药**。

16. 水饮停留用**逐水的方药**；食滞胃脘用**消食导滞的方药**；瘀血用**活血化瘀的方药**；气滞用**理气行滞的方药**。

17. 反治主要包括：**"热因热用""寒因寒用""塞因塞用""通因通用"**。

18. 热因热用适用于阴寒内盛、格阳于外，反见热象的**真寒假热证**。

19. 寒因寒用适用于里热盛极、阳盛格阴，反见寒象的**真热假寒证**。

20. 塞因塞用是以补开塞，即用补虚药治疗**具有闭塞不通症状**的病证。

21. 塞因塞用适用于**因虚而闭阻的真虚假实证**。

22. 通因通用适用于实性通利的**真实假虚证**。

23. 气虚、阳虚的患者，应采取**补气、补阳**的方法治疗；阴虚、血虚的患者，应采取**滋阴、补血**的方法治疗。

24. 表邪盛者，宜**发汗解表**。

25. 邪在胸脘上部，如痰涎壅塞、宿食停滞或食物中毒等，宜用**吐法**。

26. 邪在肠胃下部，如热邪与肠中糟粕互结者，应采取**下法**。

27. 实热实火者，宜用**清热泻火之法**。

28. 正虚较急重的，应以**扶正为主，兼顾祛邪**；而邪实较急重的，则以**祛邪为主，兼顾扶正**。

29. 虽为邪盛正虚，但正气尚能耐攻，或同时兼顾扶正反会助邪的病证，则应**先祛邪而后扶正**。

30. 对于阴阳偏盛，即阴邪或阳邪过盛有余的病证，治当采用"**损其有余**"之法。

31. 对于阴阳偏衰，即阴液或阳气的一方虚损不足的病证，治当采用"**补其不足**"之法。

32. 阴虚不能制阳，常表现为阴虚阳亢的虚热证，应滋阴以制阳，这种治法为**"阳病治阴"**。

33. 因阳虚不能制阴而致阴寒偏盛者，应补阳以制阴，这种治法为**"阴病治阳"**。

34. 三因制宜，即**因时、因地、因人制宜**，是指治疗疾病要根据季节、地域及人体的体质、性别、年龄等不同而制定适宜的治疗方法。

35. 春夏季节，气候由温渐热，阳气升发，人体腠理疏松开泄，即使患外感风寒，也不宜**过用辛温发散药物**，以免开泄太过，耗伤气阴。

36. 秋冬季节，气候由凉变寒，阴盛阳衰，人体腠理致密，阳气内敛，此时若非大热之证，**当慎用寒凉药物**，以防伤阳等。

37. 外感风寒证，西北严寒地区，用辛温解表药量较重，常用**麻桂**；东南温热地区，用辛温解表药量较轻，多用**荆防**。

38. 治小儿病，**忌投峻攻**，少用补益，用药量宜轻。

39. 在妊娠期，对峻下、破血、滑利、走窜伤胎或有毒药物，当**禁用或慎用**。

40. 阳盛或阴虚之体，慎用**温热之剂**；阳虚或阴盛之体，慎用**寒凉伤阳之药**。

常见病辨证论治 第三章

历年考题

【A 型题】1. 缓则治其本治则适用( )
 A. 腹水鼓胀　　　　B. 肠热便秘
 C. 虚人感冒　　　　D. 肺痨咳嗽
 E. 湿热泄泻

【考点提示】D。肺痨咳嗽,其本多为肺肾阴虚,故治疗不应用一般的治咳法治其标,而应滋养肺肾之阴以治其本。

【A 型题】2. 属于反治的是( )
 A. 热者寒之　　　　B. 寒者热之
 C. 塞因塞用　　　　D. 虚则补之
 E. 实则泻之

【考点提示】C。反治主要有"热因热用""寒因寒用""塞因塞用""通因通用"。

【X 型题】3. 用药因人制宜的原则包括( )
 A. 年龄　　　　　　B. 性别
 C. 体质　　　　　　D. 地域
 E. 职业

【考点提示】ABC。根据患者年龄、性别、体质、生活习惯等不同特点,来考虑治疗用药的原则,叫作

"因人制宜"。

【X型题】4. 根据中医理论,属于反治法的有(　　)

A. 寒因寒用　　　　　B. 寒者热之

C. 通因通用　　　　　D. 热者寒之

E. 热因热用

【考点提示】ACE。根据中医理论,属于反治法的主要有"热因热用""寒因寒用""塞因塞用""通因通用"。

【X型题】5. 在治疗疾病时,因人制宜需考虑的因素包括(　　)

A. 年龄　　　　　　　B. 性别

C. 体质　　　　　　　D. 季节

E. 生活习惯

【考点提示】ABCE。根据患者年龄、性别、体质、生活习惯等不同特点,来考虑治疗用药的原则,叫因人制宜。

【X型题】6. 在疾病发展过程中,病变有本质和征象一致者,有本质和征象不一致者。因此,临床治疗有正治与反治的不同。下列属于正治的有(　　)

A. 寒者热之　　　　　B. 寒因寒用

C. 热者寒之　　　　　D. 热因热用

E. 虚则补之

【考点提示】ACE。正治主要包括：①寒者热之。②热者寒之。③虚则补之。④实则泻之。

第二节　中医内科病证的辨证论治

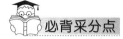

1. 感冒是感受触冒风邪，邪犯卫表而导致的常见**外感疾病**，临床以鼻塞、流涕、喷嚏、咳嗽、头痛、恶寒、发热、全身不适、脉浮为特征。

2. 感冒分为**风热感冒、风寒感冒、时行感冒、体虚感冒**。

3. 风热感冒的治法宜选**清热宣肺解表**。

4. 治疗风热感冒的中成药宜选**银翘解毒丸（片）、桑菊感冒片、复方金黄连颗粒、双黄连口服液**。

5. 风寒感冒治法宜选**辛温解表，宣肺散寒**。

6. 治疗风寒感冒的中成药宜选用**感冒清热颗粒、正柴胡饮颗粒、表实感冒颗粒**。

7. 时行感冒治法宜选**清热解毒**。

8. 治疗时行感冒的中成药宜选**清开灵颗粒（口服液）、羚羊感冒片、连花清瘟胶囊**。

9. 体虚感冒治法宜选**益气解表，宣肺化痰**。

10. 治疗体虚感冒的中成药宜选用**参苏丸**。

11. 除体虚感冒可用**补虚解表**的中成药外，应忌服滋补类中药，并忌烟、酒及油腻难消化食物，以免延误治疗。

12. 易患感冒者，可坚持每天按摩**迎香穴**，并服用调理防治方药。

13. 风寒犯肺型咳嗽治法宜选**疏散风寒，宣肺解表**。

14. 治疗风寒犯肺型咳嗽宜选用的中成药是**通宣理肺丸、风寒咳嗽丸、三拗片、杏苏止咳糖浆**。

15. 风热犯肺型咳嗽治法宜选**辛凉解表，宣肺清热**。

16. 治疗风热犯肺型咳嗽的方剂宜选**桑菊饮**（桑叶、杏仁、芦根、菊花、栀子、连翘、薄荷、桔梗）加减。

17. 治疗风热犯肺型咳嗽的中成药宜选**蛇胆川贝枇杷膏、桑菊感冒片（合剂）、急支糖浆**。

18. 燥邪伤肺型咳嗽治法宜选**辛凉清润**。

19. 治疗燥邪伤肺型咳嗽的方剂宜选**桑杏汤**（桑叶、杏仁、沙参、象贝、香豉、栀子、梨皮）加减。

20. 治疗燥邪伤肺型咳嗽的中成药宜选**二母宁嗽丸、蜜炼川贝枇杷露**。

21. 痰热壅肺型咳嗽治法宜选**清热化痰肃肺**。

22. 肺肾阴虚型咳嗽治法宜选**滋阴润肺，止咳化痰**。

23. 治疗肺肾阴虚型咳嗽宜选用的方剂是**百合固金汤**（百合、生地黄、玄参、熟地黄、麦冬、芍药、贝母、当归、甘草、桔梗）加减。

24. 风寒闭肺型喘证治法宜选**宣肺散寒**。

25. 治疗风寒闭肺型喘证宜选用的中成药是**小青龙合剂、桂龙咳喘宁胶囊**。

26. 痰热郁肺型喘证宜选用的治疗方法为**清热化痰，宣肺止咳**。

27. 肾不纳气型喘证治法宜选**补肾纳气**。

28. 治疗肾不纳气型喘证宜选用的方剂是**金匮肾气丸**（桂枝、附子、熟地黄、山茱萸、山药、茯苓、牡丹皮、泽泻）合参蛤散（蛤蚧、人参）加减。

29. 气虚血瘀型胸痹的症状为**胸痛隐隐，遇劳则发，神疲乏力，气短懒言，心悸自汗**。舌胖有齿痕，色淡暗，苔薄白，脉弱而涩，或结、代。

30. 气滞血瘀型胸痹宜选用的中成药有**血府逐瘀口服液、复方丹参滴丸、速效救心丸、心可舒片**。

31. 气虚血瘀型胸痹治法宜选**益气活血**。

32. 治疗气虚血瘀型胸痹宜选用的方剂有补阳还五汤（黄芪、川芎、当归、芍药、桃仁、地龙、红花）加减。

33. 治疗气虚血瘀型胸痹宜选用的中成药有**通心络胶囊、舒心口服液、芪参胶囊、芪参益气滴丸**、参芍片。

34. 气滞血瘀型胸痹的症状为**胸痛胸闷，胸胁胀满，心悸，唇舌紫暗，脉涩**。

35. 气滞血瘀型胸痹的治法宜选**行气活血**。

36. 治疗气滞血瘀型胸痹的方剂宜选**血府逐瘀汤**（当归、生地黄、桃仁、红花、枳壳、赤芍、柴胡、川芎、牛膝、桔梗、甘草）加减。

37. 治疗痰瘀痹阻型胸痹宜选用的中成药为**丹蒌片**。

38. 治疗寒凝心脉型胸痹宜选用的中成药为**冠心苏合丸、宽胸气雾剂**。

39. 治疗气阴两虚型胸痹宜选用的方剂是**生脉散**（人参、麦冬、五味子）加减。

40. 治疗气阴两虚型胸痹宜选用的中成药为**黄芪生脉饮、生脉饮（胶囊）**。

41. 治疗心肾阳虚型胸痹宜选用的中成药为**芪苈强心胶囊、参仙升脉口服液**。

42. 复方丹参滴丸、麝香保心丸、冠心苏合丸、通心络胶囊因含冰片可引起胃脘不适，有**胃炎、消化性溃疡、食管炎的患者慎用**，更不宜久用。

43. **治疗胸痹的中成药**大都有活血祛瘀及芳香温通类药味，对妊娠有影响，故**孕妇禁服**。

44. 孕妇慎用**参芪益气滴丸**。

45. 治疗心火炽盛型不寐的方剂宜选用**朱砂安神丸**（朱砂、黄连、地黄、当归、甘草）加减。

46. 治疗肝气郁结型不寐的中成药宜选用**解郁安神颗粒、解郁丸**。

47. 治疗阴血亏虚型不寐的中成药宜选用**天王补心丸、养血安神丸**。

48. 治疗心脾两虚型不寐的中成药宜选用**天王补心丸、养心宁神丸**。

49. 寒凝气滞型胃痛的治法宜选用**温中散寒，和胃止痛**。

50. 治疗饮食停滞型胃痛宜选用的中成药为**保和丸、加味保和丸、六味安消散、沉香化滞丸、开胃山楂丸**。

51. 治疗肝胃不和型胃痛宜选用的方剂为**柴胡疏肝散**（柴胡、香附、枳壳、白芍、陈皮、川芎、炙甘草）加减。

52. 治疗肝胃郁热型胃痛宜选用的中成药为**加味左金丸、左金丸、胃逆康胶囊**。

53. 治疗脾胃虚寒型胃痛宜选用的中成药为**温胃舒胶囊、黄芪健胃膏、小建中颗粒**。

54. 食伤肠胃型泄泻治法宜选**消食导滞**。

55. 治疗湿热内蕴型泄泻宜选用的方剂为**葛根芩连汤**（葛根、黄芩、黄连、炙甘草）加减。

56. 治疗脾胃气虚型泄泻宜选用的中成药为**开胃健

脾丸、参苓白术散、健脾丸、涩肠止泻散。

57. 治疗脾肾阳虚型泄泻宜选用的方剂为四神丸（补骨脂、五味子、肉豆蔻、吴茱萸）加减。

58. 治疗脾胃气虚型泄泻的药物不宜与感冒药及藜芦、五灵脂等药物同用。

59. 慢性泄泻患者可适当服食山药、莲子、山楂、白扁豆、芡实等助消化食物。

60. 治疗热结肠胃型便秘宜选用的中成药是清宁丸、一清胶囊、新清宁胶囊。

61. 治疗气滞郁结型便秘宜选用的方剂为六磨汤（木香、乌药、沉香、大黄、槟榔、枳实）加减。

62. 津亏肠燥型便秘的治法宜选养血润燥。

63. 治疗津亏肠燥型便秘的方剂宜选润肠丸（当归、生地黄、桃红、麻仁、枳壳）加减。

64. 阳虚寒凝型便秘治疗方法为温通开秘。

65. 气虚血瘀型半身不遂治法宜选益气活血。

66. 肝阳上亢型半身不遂治法宜选平肝潜阳。

67. 风痰阻络型语言不利治法宜选祛风涤痰。

68. 治疗风痰阻络型语言不利中成药宜选醒脑再造胶囊。

69. 肝阳上亢型语言不利治法宜选平肝潜阳。

70. 治疗肾精亏损型语言不利的方剂宜选用地黄饮

子（生地黄、巴戟天、山茱萸、石斛、肉苁蓉、五味子、肉桂、茯苓、麦冬、炮附子、石菖蒲、远志、生姜、大枣、薄荷）加减。

71. 活血祛瘀、活血通络的中成药（如血府逐瘀胶囊或口服液）**孕妇禁用**。

72. 含冰片类的中成药（如通心络胶囊）**脾胃虚寒者**慎用。

73. 脑立清丸体弱虚寒者不宜，**孕妇慎用**，肝、肾病患者应遵医嘱服用。

74. 治疗风寒头痛宜选用的中成药是**川芎茶调颗粒、都梁丸（胶囊）**。

75. 治疗风热头痛宜选用的中成药是**芎菊上清丸、清眩丸（片）**。

76. 肝阳上亢头痛治法宜选**平肝潜阳**。

77. 治疗瘀血阻络头痛的中成药宜选**通天口服液**。

78. 肝火上扰型眩晕治法宜选**清肝泻火**。

79. 治疗气血亏虚型眩晕宜选用的方剂为**八珍汤**（人参、白术、茯苓、甘草、当归、川芎、白芍、地黄、生姜、大枣）加减。

80. 痰浊上蒙型眩晕治法宜选**涤痰宣窍**。

81. 治疗肝肾阴虚型眩晕宜选用的中成药是**杞菊地黄丸、滋补肝肾丸**。

82. 治疗阴虚燥热型消渴宜选用的中成药是**消渴平片（主治阴虚燥热、气阴两虚证）、清胃黄连丸合六味地黄丸**。

83. 脾胃气虚型消渴治法宜选**健脾益气**。

84. 肾阴亏虚型消渴治法宜选**滋养肾阴**。

85. 阴阳两虚型消渴治法宜选**温阳滋肾**。

86. 治疗热淋宜选用的中成药是**八正合剂、热淋清颗粒、三金片、癃清片**。

87. 石淋治法宜选**清热利湿，排石通淋**。

88. 劳淋治法宜选**补脾益肾**。

89. 以小便量少，排尿困难，甚则小便闭塞不通为主症的病证，称为**癃闭**。

90. 膀胱湿热型癃闭治法宜选**清热利湿，通利小便**。

91. 湿热瘀阻型癃闭治法宜选**行瘀散结，通利水道**。

92. 肾阳衰惫型癃闭治法宜选**温补肾阳，化气行水**。

93. 惊恐伤肾型阳痿治法宜选**益肾填精**。

94. 治疗心脾两虚型阳痿宜选用的中成药是**归脾丸、刺五加脑灵合剂**。

95. 治疗肾阳不足型阳痿宜选用的中成药是**桂附地黄丸、蚕蛾公补片、右归丸**。

96. 肝郁不舒型阳痿治法宜选**疏肝解郁**。

97. 服用补肾中成药时，可用**淡盐水**送服。

98. 治疗肝气郁结型郁证宜选用的中成药是**解郁安神丸、逍遥丸、加味逍遥丸、解郁丸**。

99. 痰气郁结型郁证治法宜选**化痰利气**。

100. 治疗心脾两虚型郁证的中成药宜选**归脾丸、人参归脾丸**。

101. 疏肝理气中成药久用有耗气伤阴之弊，故宜**短期使用**。

102. 气虚型虚劳的症状为：**神疲乏力**，少气懒言，声音低微，头晕，自汗，不思饮食，活动后诸症加重。舌质淡，或有齿痕，苔薄白，脉虚无力。

103. 气虚型虚劳治法宜选**益气补虚**。

104. 治疗气虚型虚劳的方剂宜选**四君子汤**（人参、白术、茯苓、炙甘草）加减。

105. 治疗气虚型虚劳的中成药宜选**四君子丸、玉屏风颗粒、补中益气丸、参芪口服液**。

106. 血虚型虚劳的症状为：**头晕眼花**，心悸多梦，手足发麻，面色萎黄，口唇、爪甲色淡，妇女月经量少。舌质淡，脉细。

107. 血虚型虚劳的治法宜选**补血养肝**。

108. 阴虚型虚劳的症状为：**形体消瘦**，口燥咽干，潮热颧红，五心烦热，盗汗，小便短黄，大便干结。舌质红，舌面少津，苔少或无苔，脉细数。

109. 阴虚型虚劳的治法宜选**养阴生津**。

110. 治疗阴虚型虚劳宜选用的方剂为**沙参麦冬汤**（沙参、麦冬、玉竹、桑叶、天花粉、白扁豆、甘草）。

111. 阳虚型虚劳的症状为：**怕冷，四肢不温**，口淡不渴，自汗，小便清长或尿少浮肿，大便溏薄。舌质淡，舌体胖，苔白滑，脉沉迟。

112. 阳虚型虚劳的治法宜选**补阳温中**。

113. 阴阳两虚型虚劳的治法宜选**阴阳双补**。

114. 行痹的治法宜选**祛风通络，散寒除湿**。

115. 痛痹的治法宜选**温经散寒，祛风除湿**。

116. 着痹的治法宜选**除湿通络，祛风散寒**。

117. 尪痹的治法宜选**化痰祛瘀，滋养肝肾**。

118. 阳暑的症状为：**发热汗多**，头痛面红，烦躁，胸闷，口渴多饮，溲赤，或兼见恶寒。舌红少津，脉洪大。

119. 阳暑的治法宜选**清热生津**。

120. 治疗阳暑的中成药宜选**清暑益气丸、清暑解毒颗粒**。

121. 阴暑的症状为：**发热恶寒，无汗**，身重疼痛，神疲倦怠。舌质淡，苔薄黄，脉弦细。

122. 阴暑的治法宜选**解表散寒，祛暑化湿**。

123. 治疗阴暑的方剂宜选**香薷饮**（香薷、厚朴、白扁豆）加减。

124. 治疗阴暑的中成药宜选**藿香正气软胶囊（藿香正气水）、十滴水**。

历年考题

【A型题】1. 头痛经久不愈，痛处固定属于（　　）
A. 风寒头痛　　　　　B. 风热头痛
C. 瘀血　　　　　　　D. 肾气不固证
E. 肾不纳气证

【考点提示】C。瘀血阻络症状包括痛经久不愈，痛处固定不移，痛如锥刺，或有头部外伤史。舌紫，苔薄白，脉细或细涩。

【A型题】2. 肺阴虚选用的方药是（　　）
A. 左归丸加减　　　　B. 右归丸加减
C. 七福饮加减　　　　D. 补肺汤加减
E. 沙参麦冬汤加减

【考点提示】E。阴虚选用方药为沙参麦冬汤（沙参、麦冬、玉竹、桑叶、天花粉、白扁豆、甘草）。

【A型题】3. 服用感冒药期间不宜用的是（　　）
A. 左归丸　　　　　　B. 越鞠丸

C. 二陈丸 D. 正天丸

E. 都梁丸

【考点提示】A。本题考查的是中成药的使用注意事项,感冒药不宜和滋补药同时联用(除了虚人感冒外),左归丸是滋肾补阴的药,故答案选A。

【A型题】4. 既温补肾阳,益肾壮督,又搜风剔邪的中成药是(　　)

A. 独活寄生丸 B. 追风透骨片

C. 舒筋活血丸 D. 养血荣筋丸

E. 益肾蠲痹丸

【考点提示】E。本题考查的是益肾蠲痹丸的功能主治,温补肾阳,益肾壮督,搜风剔邪,蠲痹通络。

【A型题】5. 根据常见病辨证论治的理论,时行感冒的治法是(　　)

A. 辛温解表 B. 辛凉解表

C. 清热解毒 D. 益气解表

E. 清热凉血

【考点提示】C。时行感冒的治法为清热解毒。

【A型题】6. 可参考喘证辨证论治的西医疾病

是( )

    A. 上呼吸道感染　　　B. 多种神经症

    C. 慢性肾脏疾病　　　D. 肺源性心脏病

    E. 胃食管反流病

【考点提示】 D。西医学的肺炎、支气管炎、肺气肿、肺源性心脏病、心源性心脏病及癔症等发生呼吸困难时，可参考喘证内容论治。

【A型题】 7. 某男，62岁。患胸痹5年，胸痛胸闷，唇舌紫暗，脉涩。其证当属于( )

    A. 寒凝心脉　　　　　B. 痰瘀痹阻

    C. 气虚血瘀　　　　　D. 心肾阳虚

    E. 气滞血瘀

【考点提示】 E。气滞血瘀症状：胸痛胸闷，胸胁胀满，心悸。唇舌紫暗，脉涩。

【A型题】 8. 某女，35岁。胃痛胀满，嗳腐恶食。矢气后痛减，医生辨为饮食停滞证，治宜选用的中成药是( )

    A. 良附丸　　　　　　B. 保和丸

    C. 左金丸　　　　　　D. 四神丸

    E. 健脾丸

【考点提示】 B。饮食停滞：①症状：胃痛胀满，嗳腐恶食，或吐不消化食物，吐食或矢气后痛减，或大便不爽。舌苔厚腻，脉滑。②治法：导滞和胃。③方剂应用：保和丸（神曲、山楂、茯苓、半夏、莱菔子、陈皮、连翘）加减。④中成药的应用：保和丸、枳实导滞丸、六味安消散、沉香化滞丸、开胃山楂丸。

【A型题】 9. 某女，55岁。头痛10年，久治不愈。痛如针刺，固定不移，舌紫，脉细涩。治宜选用的方剂是（　　）

　　A. 补阳还五汤　　　　B. 川芎茶调散
　　C. 通窍活血汤　　　　D. 羚羊钩藤汤
　　E. 龙胆泻肝汤

【考点提示】 C。瘀血阻络：①症状：头痛经久不愈，痛处固定不移，痛如锥刺，或有头部外伤史，舌紫，苔薄白，脉细或细涩。②治法：祛瘀通络。③方剂应用：通窍活血汤（赤芍、川芎、桃仁、红花、麝香、老葱、鲜姜、大枣、酒）加减。

【A型题】 10. 某女，49岁。精神抑郁，情绪不宁，胸胁胀痛，胸闷嗳气善太息。舌苔薄腻，脉弦。医生诊断为郁证，其中医证候是（　　）

A. 气滞血瘀 B. 肝阳上亢
C. 心脾两虚 D. 痰气郁结
E. 肝气郁结

【考点提示】E。肝气郁结症状：精神抑郁，情绪不宁，胸胁胀痛无定处，胸闷嗳气喜太息，腹胀纳呆，大便或秘或泄，女子月事不行。苔薄腻，脉弦。

【A型题】11. 某男，25岁，因腹泻就诊。症见腹痛肠鸣，泻下粪便臭如败卵，伴有未消化食物，泻后痛减，嗳腐吞酸，不思饮食，舌苔厚腻，脉滑，治宜选用的方剂是（ ）

A. 保和丸 B. 参苓白术散
C. 四神丸 D. 葛根芩连汤
E. 藿香正气散

【考点提示】A。

【A型题】12. 某女，24岁。因受凉后出现头痛，连及项背，恶寒畏风，口不渴，舌质淡，苔白，脉浮。中医辨证为风寒头痛，治宜选用的中成药是（ ）

A. 芎菊上清丸 B. 通天口服液
C. 天麻钩藤颗粒 D. 川芎茶调颗粒
E. 杞菊地黄丸

【考点提示】D。风寒头痛：①症状：头痛时作，痛连项背，恶寒畏风，受风尤剧，口不渴。苔薄白，脉浮。②治法：祛风散寒。③方剂应用：川芎茶调散（川芎、荆芥、薄荷、羌活、细辛、白芷、甘草、防风）加减。④中成药选用：川芎茶调颗粒、都梁丸（片）。

【A型题】13. 某男，25岁，感受外邪后出现发热，微恶风，头胀痛，咳嗽少痰，咽痛口渴。舌边尖红，苔薄黄，脉浮数，应选用的中医治法是（　　）

A. 宣肺祛邪解表　　　　B. 清热宣肺解表

C. 益气宣肺解表　　　　D. 清热解毒化痰

E. 养阴清肺解表

【考点提示】B。风热感冒［症状］身热较著，微恶风，头胀痛，或咳嗽少痰，或痰出不爽，咽痛咽红，口渴。舌边尖红，苔薄白或微黄，脉浮数。［治法］清热宣肺解表。

【A型题】14. 某女，48岁，平素喜食辛辣，烦躁易怒，近来胃脘灼痛，泛酸嘈杂，口干口苦，舌红苔薄黄，脉弦数。治疗应选用的中成药是（　　）

A. 加味左金丸　　　　B. 沉香舒气丸

C. 附子理中丸　　　　D. 枳实导滞丸

E. 香砂养胃丸

【考点提示】A。胃痛肝胃郁热 [症状] 胃脘灼痛，痛势急迫，烦躁易怒，泛酸嘈杂，口干口苦。舌红苔黄，脉弦或弦数。[治法] 疏肝泄热，和胃止痛。[中成药选用] 加味左金丸、左金丸、胃逆康胶囊。

【B型题】（15~17题共用备选答案）

A. 风寒闭肺喘证　　B. 痰热郁肺喘证
C. 肾虚作喘证　　　D. 肺脾两虚喘证
E. 肺肾阴虚喘证

15. 桑白皮汤适用于（　）
16. 麻黄汤适用于（　）
17. 金匮肾气丸适用于（　）

【考点提示】B、A、C。痰热郁肺方剂应用桑白皮汤。风寒闭肺方剂应为麻黄汤。肾不纳气方剂应用金匮肾气丸。

【B型题】（18~20题共用备选答案）

A. 肺气虚　　B. 心气虚
C. 脾气虚　　D. 肾气虚
E. 肺阴虚

18. 咳嗽无力，短气自汗，多见（　）
19. 倦怠乏力，大便溏薄，多见（　）

20. 神疲乏力，腰膝酸软，多见（　　）

【考点提示】A、C、D。肺气虚症状：咳嗽无力，短气自汗，面色㿠白，声音低怯，时寒时热，容易感冒；舌淡，脉弱。脾气虚症状：饮食减少，食后胃脘不舒，倦怠乏力，大便溏薄，面色萎黄；舌淡苔薄，脉弱。肾气虚症状：神疲乏力，腰膝酸软，小便频数而清，或白带清稀；舌淡苔薄，脉弱。

【B型题】（21～24题共用备选答案）

A. 二陈丸　　　　　　B. 急支糖浆
C. 镇咳宁糖浆　　　　D. 清肺抑火丸
E. 炼蜜川贝枇杷膏

21. 治风热咳嗽宜用的是（　　）
22. 治风寒咳嗽宜用的是（　　）
23. 治痰热咳嗽宜用的是（　　）
24. 治肺燥咳嗽宜用的是（　　）

【考点提示】B、C、D、E。急支糖浆功能主治：清热化痰、宣肺止咳。用于外感风热所致的咳嗽，症见发热、恶寒、胸膈满闷、咳嗽咽痛；急性支气管炎、慢性支气管炎急性发作见上述证候者。镇咳宁糖浆：止咳、平喘、祛痰，用于风寒束肺。清肺抑火丸功能主治：清肺止嗽，化痰通便。用于痰热阻肺所致的咳嗽，痰黄稠黏，口干咽痛,大便干燥。蜜炼川贝枇杷膏:肺燥咳嗽。

【B型题】(25~27题共用备选答案)
A. 通宣理肺丸   B. 二母宁嗽丸
C. 蛇胆川贝液   D. 固本止咳片
E. 小青龙合剂

25. 治疗咳嗽燥邪伤肺证,宜选用的中成药是(　　)
26. 治疗咳嗽风寒犯肺证,宜选用的中成药是(　　)
27. 治疗咳嗽痰热壅肺证,宜选用的中成药是(　　)

【考点提示】B、A、C。燥邪伤肺症状为干咳无痰,或痰少而黏,不易咳出,或痰中带血,并见鼻燥咽干。舌红少津,脉细数。中成药选用二母宁嗽丸、蜜炼川贝枇杷露。风寒闭肺宜选用的中成药是小青龙合剂、桂龙咳喘宁胶囊。痰热壅肺宜选用的中成药是清气化痰丸、复方鲜竹沥液、蛇胆川贝散、橘红丸、葶贝胶囊、止咳橘红丸。

【B型题】(28~30题共用备选答案)
A. 泻下粪便臭如败卵,伴未消化食物,嗳腐吞酸
B. 泻下急迫,泻下不爽,肛门灼热,小便短黄
C. 大便时溏时泻,稍进油腻食物,便次明显增多
D. 黎明之时,脐腹作痛,肠鸣即泻,泻后则安
E. 泄泻清稀,甚则如水样,腹痛肠鸣,脘闷食少

28. 泄泻脾肾阳虚证的临床症状是（　　）
29. 泄泻湿热内蕴证的临床症状是（　　）
30. 泄泻湿伤肠胃证的临床症状是（　　）
【考点提示】D、B、A。

【B型题】（31～33题共用备选答案）
　A. 桂附地黄丸　　　　B. 四物汤
　C. 附子理中丸　　　　D. 四君子汤
　E. 沙参麦冬汤
31. 治疗虚劳阴虚证，宜选用的方剂是（　　）
32. 治疗虚劳血虚证，宜选用的方剂是（　　）
33. 治疗虚劳气虚证，宜选用的方剂是（　　）
【考点提示】E、B、D。

【B型题】（34～36题共用备选答案）
　A. 杞菊地黄丸　　　　B. 半夏天麻丸
　C. 通天口服液　　　　D. 当归龙荟丸
　E. 十全大补丸
治疗眩晕时：
34. 属肝肾阴虚者，宜选用的中成药是（　　）
35. 属痰浊上蒙者，宜选用的中成药是（　　）
36. 属肝火上扰者，宜选用的中成药是（　　）

【考点提示】D、B、D。肝肾阴虚者中成药选用杞菊地黄丸、六味地黄丸、左归丸。痰浊上蒙者选用二陈丸、半夏天麻丸。肝火上扰者选用黄连上清丸、当归龙荟丸。

【B型题】(37~39题共用备选答案)

　　A. 补肾强身片　　　　B. 杞菊地黄丸
　　C. 金芪降糖片　　　　D. 人参健脾片
　　E. 参苓白术散

37. 属肾阴亏虚者,宜选用的中成药是(　　)。
38. 属脾胃气虚者,宜选用的中成药是(　　)。
39. 属阴虚燥热者,宜选用的中成药是(　　)。

【考点提示】B、E、C。肾阴亏虚者中选用杞菊地黄丸、石斛明目丸、左归丸。脾胃气虚者选用七味白术散、参苓白术散、参芪降糖片、渴乐宁胶囊。阴虚燥热者选用金芪降糖片、清胃黄连片、玉泉丸、消渴丸。

【B型题】【B型题】(40~42题共用备选答案)

　　A. 桑菊饮　　　　　　B. 百合固金汤
　　C. 桑杏汤　　　　　　D. 清金化痰汤
　　E. 银翘散

40. 某女,25岁。干咳少痰,不易咳出,鼻燥咽干。舌红少津,脉细数。辨证为燥邪伤肺,治宜选用的方剂是(　　)

41. 某女,40岁。干咳少痰,痰中带血,午后咳甚,五心烦热,潮热盗汗,舌红少苔,脉细数。辨证为肺肾阴虚,治宜选用的方剂是(　　)

42. 某男,31岁。咳嗽气粗,咳痰黏稠,咽痛,口微渴、舌边尖红苔薄黄,脉浮数。辨证为风热犯肺,治宜选用的方剂是(　　)

【考点提示】C、B、A。燥邪伤肺［症状］干咳无痰,或痰少而黏,不易咳出,或痰中带血,并见鼻燥咽干。舌红少津,脉细数。［方剂应用］桑杏汤(桑叶、杏仁、沙参、象贝、香豉、栀子、梨皮)加减。肺肾阴虚［症状］干咳少痰,或痰中带血,午后咳甚,或伴五心烦热,颧红,耳鸣。舌红少苔,脉细数。［方剂应用］百合固金汤(百合、生地黄、玄参、熟地黄、麦冬、芍药、贝母、当归、甘草、桔梗)加减。风热犯肺［症状］咳嗽气粗,咯痰黏稠,色白或黄,咽痛,声音嘶哑,或兼发热,微恶风,口微渴。舌边尖红,苔薄白或微黄,脉浮数。［方剂应用］桑菊饮(桑叶、杏仁、芦根、菊花、栀子、连翘、薄荷、桔梗)加减。

【C型题】(43~46题共用题干)

某女,43岁,入睡困难,且多梦易醒,心悸健忘,精疲食少,四肢倦怠,腹胀便溏,面色少华,舌质淡,苔薄白,脉细无力,中医诊断为不寐。

43. 中医辨证是(　　)
   A. 心火炽盛　　　　B. 肝气郁结
   C. 心脾两虚　　　　D. 肾阴亏虚
   E. 心肾阳虚

44. 应采用的中医治法是(　　)
   A. 健脾养心　　　　B. 疏肝理气
   C. 清心泻火　　　　D. 滋阴补肾
   E. 温补心肾

45. 治疗宜选用的方剂是(　　)
   A. 逍遥散　　　　　B. 归脾汤
   C. 导赤散　　　　　D. 右归丸
   E. 生脉散

46. 治疗宜选用的中成药是(　　)
   A. 朱砂安神丸　　　B. 养血安神丸
   C. 泻肝安神丸　　　D. 天王补心丸
   E. 柏子养心丸

【考点提示】C、A、B、D。心脾两虚证临床常见心悸怔忡,失眠多梦,健忘,食纳减少,腹胀,大便溏泻,倦怠乏力,舌质淡嫩,脉细弱。如因心而影响脾的,见症重点当在心悸、气短,治当以益心为主;如因脾而影响心的,见症重点应在食少腹胀、便溏乏力,治以补脾为主。一般以心悸失眠、面色萎黄、神疲食少、腹胀便溏为辨证要点。心脾两虚症状为不易入睡,多梦易醒,心悸健忘,神疲食少,四肢倦怠,腹胀便溏,面色少华;舌淡苔薄,脉细无力。治法为健脾养心。心脾两虚治疗宜选用的方剂是归脾汤(党参、黄芪、白术、茯神、枣仁、龙眼、木香、炙甘草、当归、远志、生姜、大枣)加减。心脾两虚治疗宜选用的中成药是天王补心丸、养心宁神丸。

【C型题】(47~50题共用题干)

某女,56岁,小便点滴而下,量极少而短赤灼热,小腹胀满,口苦口黏,渴不欲饮,大便不畅。舌质红,苔黄腻,脉滑数。

47. 中医诊断是(　　)

A. 痹症 B. 虚劳
C. 淋证 D. 癃闭
E. 郁证

48. 中医辨证是(　　)

A. 肾阳衰惫 B. 膀胱湿热
C. 肾阴亏虚 D. 脾胃气虚
E. 肝气郁结

49. 治疗宜选用的方剂是(　　)

A. 八正散　　　　　　B. 代抵当丸
C. 济生肾气丸　　　　D. 参苓白术散
E. 逍遥散

50. 治疗宜选用的中成药是(　　)
A. 三金片　　　　　　B. 归脾丸
C. 逍遥丸　　　　　　D. 右归丸
E. 丹蒌片

【考点提示】D、B、A、A。癃闭是以小便量少，排尿困难，甚则小便闭塞不通为主症的病证。膀胱湿热症状为小便点滴不通，或量极少而短赤灼热，小腹胀满，口苦口黏，或口渴不欲饮，或大便不畅；舌质红，苔黄腻，脉数。膀胱湿热治疗宜选用的方剂是八正散（木通、车前子、萹蓄、瞿麦、滑石、甘草梢、大黄、栀子、灯心草）加减。膀胱湿热治疗宜选用的中成药是三金片、热淋清颗粒、复方金钱草颗粒。

【C型题】(51~54题共用题干)

某男，75岁，患中风1年，左侧肢软无力，手足浮肿，语言謇涩，面色少华。舌体不正，舌质淡紫，边有瘀斑，舌苔薄白，脉细涩无力。

51. 中医辨证是(　　)
A. 风痰阻络　　　　　B. 气虚血瘀

C. 肾精亏损　　　　　　D. 痰蒙神窍

E. 肝阳上亢

52. 中医治法是(　　)

A. 行气活血　　　　　　B. 益气活血

C. 滋肾利窍　　　　　　D. 祛风涤痰

E. 平肝潜阳

53. 治宜选用的方剂是(　　)

A. 天麻钩藤饮加减　　　B. 补阳还五汤加减

C. 镇肝熄风汤加减　　　D. 通窍活血汤加减

E. 血府逐瘀汤加减

54. 治宜选用的中成药是(　　)

A. 脑立清丸　　　　　　B. 血塞通片

C. 通心络胶囊　　　　　D. 脑血栓片

E. 复方丹参片

【考点提示】B、B、B、C。半身不遂气虚血瘀的症状：半身不遂，肢软无力，患侧手足浮肿，面色少华，语言謇涩，舌体不正。舌色淡紫或有瘀斑，苔薄白，脉细涩无力。中医治法是益气活血。治宜选用的方剂是补阳还五汤（黄芪、桃仁、红花、赤芍、当归、川芎、地龙）加减。治宜选用的中成药是通心络胶囊、参芪片合三七胶囊（或合三七粉或血塞通片）。

常见病辨证论治 第三章

【C 型题】(55~58 题共用题干)

某男,70 岁。冠心病史 7 年。常感胸痛隐隐,神疲乏力,气短懒言,心悸自汗,舌淡暗苔白,脉弱。

55. 中医辨证为(　　)
   A. 寒凝心脉　　　B. 痰瘀痹阻
   C. 气虚血瘀　　　D. 气阴两虚
   E. 心肾阳虚

56. 根据辨证结果,应采取的治法是(　　)
   A. 温阳散寒　　　B. 益气活血
   C. 豁痰化瘀　　　D. 益气养阴
   E. 温补心肾

57. 根据应采取的治法,不宜选用的中成药是(　　)
   A. 麝香保心丸　　B. 通心络胶囊
   C. 芪参胶囊　　　D. 舒心口服液
   E. 参芍片

【考点提示】C、B、A。气虚血瘀[症状]胸痛隐隐,遇劳则发,神疲乏力,气短懒言,心悸自汗。舌胖有齿痕,色淡暗,苔薄白,脉弱而涩,或结代。气虚血瘀[治法]益气活血。气虚血瘀[中成药选用]通心络胶囊、舒心口服液、芪参益气滴丸、参芍片、芪参胶囊。

58. 近日该患者准备外出旅游，担心旅游劳累，途中发病，自行携带上述不宜服用的中成药，并加倍服用该药，结果出现了舌麻感。这是因为该中成药含有毒中药，此药是(　　)

　　A. 斑蝥　　　　　　B. 草乌
　　C. 蟾酥　　　　　　D. 生半夏
　　E. 雄黄

【考点提示】C。麝香保心丸是含蟾酥的中成药。

【X型题】59. 治疗阳痿肾阳不足证，可选用的中成药有(　　)

　　A. 六味地黄丸　　　B. 附子理中丸
　　C. 济生肾气丸　　　D. 人参归脾丸
　　E. 桂附地黄丸

【考点提示】C。治疗阳痿肾阳不足证，可选用的中成药有桂附地黄丸、济生肾气丸。

【X型题】60. 某男，72岁。腹泻肠鸣，脐腹作痛，泻后则安，畏寒喜暖，腰膝酸软，舌淡苔白，脉沉细。治宜选用的中成药有(　　)

　　A. 四神丸　　　　　B. 固本益肠丸

C. 香连丸 D. 参苓白术散

E. 涩肠止泻散

【考点提示】AB。泄泻脾肾阳虚［症状］黎明之前，脐腹作痛，肠鸣即泻，泻后则安，腹部喜温，形寒肢冷，腰膝酸软。舌淡苔白，脉沉细。［中成药选用］四神丸、涩肠止泻散、固本益肠丸、固肠止泻丸。

第三节 中医外科病证的辨证论治

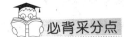

1. 疖疔的特征是**色红、灼热、疼痛、突起根浅、肿势局限、脓出即愈**。

2. 热毒蕴结型疖疔的症状为：**好发于项后发际**、背部、臀部。轻者疖肿只有一两个，多则可散发全身，或簇集一处，或此愈彼起；伴发热，口渴，溲赤，便秘。苔黄，脉数。

3. 热毒蕴结型疖疔治法宜选**清热解毒**。

4. 热毒蕴结型疖疔初期外治法：小者用**三黄洗剂**外搽，大者用**如意金黄散**醋调外搽。

5. 湿毒瘀结型疮疖的症状为：**可发于全身任何部位**，除发热等症状外，局部以红赤肿胀、灼热疼痛为主，肿势渐增大，中央变软、波动，脓栓形成或破溃，疼痛加剧，伴有发热、口渴、便干、尿黄。舌苔黄或黄腻，脉滑数。

6. 湿毒瘀结型疮疖的治法宜选**清热利湿，解毒透脓**。

7. 治疗湿毒瘀结型疮疖的方剂宜选**仙方活命饮合透脓散**（金银花、赤芍、当归、乳香、没药、陈皮、防风；贝母、白芷、天花粉、甘草、穿山甲、皂角刺、生黄芪、川芎）加减。

8. 治疗疮疖的药物以**苦寒清热药**为主，这类中成药不宜久服，久服易损伤脾胃，导致脾胃虚寒，变生他病。

9. 乳癖以**乳房肿块和胀痛**为主症，常见于中青年妇女，乳房肿块大小不等，形态不一，边界不清，推之活动。

10. 肝郁痰凝型乳癖的症状为：多见于青壮年妇女，单侧或双侧乳房出现肿块，或月经前增大，乳房胀痛或溢乳，**乳房肿块随喜怒消长**，伴有胸闷胁胀、善郁易怒、失眠多梦、心烦口苦。舌苔薄黄，脉弦滑。

11. 肝郁痰凝型乳癖的治法宜选**疏肝理气，化痰消坚**。

12. 冲任失调型乳癖的症状为：乳房肿块，结节感明显，乳房胀痛，**经前加重，经后减轻**，面色少华，腰膝酸软，精神倦怠，心烦易怒，月经紊乱。舌淡红，苔薄白，脉沉细。

13. 治疗冲任失调型乳癖的方剂宜选**二仙汤合四物汤**（仙茅、仙灵脾、当归、巴戟天、黄柏、知母、川芎、芍药、地黄）加减。

14. 肺经风热型痤疮的症状为：**面部粟疹累累**，色红，疼痛，或有脓疱，伴口干渴、大便秘结、小便短赤。舌质红，苔薄黄，脉弦滑。

15. 肺经风热型痤疮的治法宜选**疏风清肺**。

16. 治疗肺经风热型痤疮宜选用的中成药是**黄连上清丸**。

17. 胃肠湿热型痤疮的症状为：**颜面、胸背皮肤油腻**，皮疹红肿疼痛，伴口臭、便秘、溲黄。舌质红，苔黄腻，脉滑数。

18. 胃肠湿热型痤疮的治法宜选**清热除湿解毒**。

19. 治疗胃肠湿热型痤疮的方剂宜选**茵陈蒿汤**（茵陈、栀子、生大黄）加减。

20. 治疗胃肠湿热型痤疮的中成药宜选**防风通圣丸、清痤丸**。

21. 痰湿瘀滞型痤疮的治法宜选**除湿化痰，活血散结**。

22. 胃肠湿热型瘾疹治法宜选**通腑泄热，疏风解表**。

23. 风热犯表型瘾疹治法宜选**疏风清热，解表止痒**。

24. 治疗风热犯表型瘾疹的中成药宜选**消风止痒**

颗粒。

25. 治疗肠风下血型内痔宜选用的中成药为**槐角丸**。

26. 治疗湿热下注型内痔的方剂宜选用**脏连丸**（黄连、黄芩、赤芍、当归、阿胶珠、荆芥穗、炒槐花、地榆炭、地黄、蜜炙槐角、猪大肠）加减。

27. 治疗气滞血瘀型内痔的中成药宜选用**马应龙麝香痔疮膏（外用）**。

28. 治疗脾虚气陷型内痔的方剂宜选用**补中益气汤**（黄芪、人参、炙甘草、当归、橘皮、升麻、柴胡、白术）加减。

29. 气滞血瘀型外痔的治法宜选**活血化瘀，行气通便**。

30. 治疗湿热下注型外痔的方剂宜选用**止痛如神汤**（秦艽、桃仁、皂角刺、苍术、防风、黄柏、当归、泽泻、槟榔、熟大黄）加减。

31. 气滞血瘀型跌打损伤初期宜**活血祛瘀，行气止痛**；后期宜**舒筋活血，补益调治**。

32. 风寒湿瘀型跌打损伤的治法宜**补益调治，温经通络**。

33. 治疗瘀血阻络型跌打损伤的中成药宜选用**活血止痛胶囊、沈阳红药胶囊、七厘散、跌打活血散**，病情较轻者也可选用三七片、云南白药胶囊。

常见病辨证论治 第三章

34. 养血荣筋丸、舒筋活血丸（片）、跌打丸等药物中含有兴奋剂成分，故**运动员慎用**。

历年考题

【A 型题】1. 某男，23 岁。颜面、胸背痤疮，多时散发于全身，有时聚集于一处，此愈彼起，十分痛苦，常伴有皮肤油腻，口渴，尿黄，便秘，舌红苔黄腻，脉滑数，治宜选用的中成药是(　　)

　　A. 清肺抑火丸　　　　B. 银翘解毒片
　　C. 连翘败毒片　　　　D. 湿毒清胶囊
　　E. 防风通圣丸

【考点提示】E。痤疮胃肠湿热［症状］颜面、胸背皮肤油腻，皮疹红肿疼痛，伴口臭、便秘、溲黄。舌质红，苔黄腻，脉滑数。［治法］清热除湿解毒。［中成药选用］防风通圣丸。

【A 型题】2. 某男，28 岁。患痤疮，症见面部粟疹累累，色红，疼痛，时有脓包。口干渴，大便秘结，小便赤短。舌质红，苔薄黄，脉弦滑。治宜选用的方剂是(　　)

　　A. 二陈汤　　　　　　B. 枇杷清肺饮
　　C. 茵陈蒿汤　　　　　D. 防风通圣散
　　E. 桃红四物汤

【考点提示】B。肺经风热型痤疮：①症状：面部粟疹累累，色红，疼痛，或有脓疱，伴口干渴，大便秘结，小便短赤。舌质红，苔薄黄，脉弦滑。②治法：疏风清肺。③方剂应用：琵琶清肺饮（枇杷叶、黄芩、黄连、桑白皮、连翘、野菊花、甘草、栀子）加减。

【X型题】3. 乳癖，冲任不调的临床表现（　　）

A. 乳房胀痛　　　　　B. 大便溏泻

C. 月经紊乱　　　　　D. 心烦易怒

E. 胸闷胁胀

【考点提示】ACD。冲任失调型乳癖症状：乳房肿块，结节感明显，乳房胀痛，经前加重，经后减轻，面色少华，腰膝酸软，精神倦怠，心烦易怒，月经紊乱。舌淡红，苔薄白，脉沉细。

第四节　中医妇科病证的辨证论治

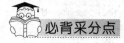
必背采分点

1. 肾气虚型月经先期的症状为：月经提前，**量少，色淡质稀**，腰酸腿软，头晕耳鸣，小便频数。舌淡暗，苔薄白，脉沉细而弱。

2. 肾气虚型月经先期的治法宜选**补肾益气，固冲调经**。

3. 治疗肾气虚型月经先期宜选用的方剂为**固阴煎**（人参、熟地黄、山药、山茱萸、远志、炙甘草、五味子、菟丝子）加减。

4. 肝经郁热型月经先期宜选用的中成药是**加味逍遥丸（口服液）**。

5. 肝经郁热型月经先期的症状为：经期提前，**量多或少，经色紫红**，质稠有块，经前乳房、胸胁、少腹胀痛，烦躁易怒，口苦咽干，喜叹息。舌红，苔黄，脉弦数。

6. 肝经郁热型月经先期的治法宜选**疏肝解郁，清热调经**。

7. 肾虚血少型月经后期的症状为：经期错后，**量少色淡，经质清稀**，腰膝酸软，头晕耳鸣，带下清稀，面色晦暗，或面部暗斑。舌淡暗，苔薄白，脉沉细无力。

8. 肾虚血少型月经后期的治法宜选**补肾益气，养血调经**。

9. 治疗肾虚血少型月经后期的方剂宜选**归肾丸合四物汤**（熟地黄、枸杞子、山茱萸、菟丝子、茯苓、当归、山药、杜仲、川芎、白芍）加减。

10. 气滞血瘀型月经后期的症状为：经期延后，**经量偏少，经色黯红**，或有血块，小腹胀痛，精神抑郁，胸闷不舒。舌苔正常，脉弦。

11. 治疗气滞血瘀型月经后期的中成药宜选**调经丸、益母丸、调经活血片**。

12. 肾虚型月经先后无定期的症状为：月经先后不定，**量少质稀，其色淡黯**，头晕耳鸣，腰膝酸软，小便频数。舌淡，苔薄白，脉沉细。

13. 肾虚型月经先后无定期的治法宜选**补肾益气，养血调经**。

14. 治疗肾虚型月经先后无定期的中成药宜选**女金丸、乌鸡白凤丸、参桂鹿茸丸**。

15. 肝郁型月经先后无定期的治法宜选**疏肝解郁，和血调经**。

16. 调经之本在肾，以**填精养血**为主，佐以助阳益气之品。

17. 经期血室正开，**大寒大热之剂**宜慎用。

18. 经期用药应谨慎或遵医嘱。含有寒凉、固涩之品的中成药，应当中病即止，不可过用、久用。同时患有感冒等外感病，不宜服用**补益类中成药**。

19. 治疗气滞血瘀型痛经方剂宜选**膈下逐瘀汤**（当归、川芎、赤芍、桃仁、红花、枳壳、延胡索、五灵脂、牡丹皮、乌药、香附、甘草）加减。

20. 治疗阳虚内寒型痛经宜选用的中成药有**艾附暖宫丸、痛经宝颗粒、痛经丸**等。

21. 治疗痛经以**调理气血**为主。经期调血止痛以治标，缓解疼痛；平时应辨证求因以治本。

22. 气血两虚型崩漏的治法宜选**补血益气止血**。

23. 脾不统血型崩漏的治法宜选**健脾益气，固冲止血**。

24. 治疗肝肾不足型崩漏宜选用的方剂为**调肝汤**（当归、白芍、山茱萸、巴戟天、阿胶、山药、甘草）加减。

25. 治疗瘀血阻络型崩漏宜选用的中成药是**坤灵丸（主治气血不足、肾亏宫冷、瘀血内阻证）、少腹逐瘀丸（颗粒）**。

26. 崩漏应根据病情的缓急轻重、出血久暂，采用"急则治标、缓则治本"的原则，灵活运用**塞流、澄源、复旧**三法。

27. 治疗肾虚带下型带下过多宜选用的中成药是**金樱子膏、妇宝颗粒（主治肾虚夹瘀证）、参茸卫生丸（主治肾脾虚弱、气血两亏证）**。

28. 湿热下注型带下过多治法宜选**清热解毒，利湿止带**。

29. 脾虚湿盛型带下过多治法宜选**健脾益气，除湿止带**。

30. 治疗阴虚火旺型绝经前后诸症宜选用的方剂为**六味地黄丸**（熟地黄、山药、山茱萸、茯苓、牡丹皮、泽泻）加减。

31. 治疗脾肾阳虚型绝经前后诸症宜选用的方剂为**健固汤**（人参、白术、茯苓、薏苡仁、巴戟天）加减。

32. 阴虚火旺型绝经前后诸症用药有**知母**、**黄柏**等，肾阳亏虚、命门火衰、阳虚腰痛者不宜使用。

历年考题

【A型题】1. 更年宁片既能滋阴清热，又能(　　)

　　A. 补气养血　　　　B. 养血调经

　　C. 除烦安神　　　　D. 活血止痛

　　E. 养心安神

【考点提示】C。本题考查的是更年安片的功能主治，滋阴清热，除烦安神。

【A型题】2. 复方当归四物汤与妇科千金片同用后，能提高的是(　　)

　　A. 止痉效果　　　　B. 止痛效果

　　C. 止血效果　　　　D. 止泻效果

　　E. 止带效果

【考点提示】B。

【B型题】(3~4题共用备选答案)

　　A. 温经汤　　　　　B. 丹栀逍遥散

　　C. 固阴煎　　　　　D. 膈下逐瘀汤

　　E. 固冲汤

3. 治疗痛经阳虚内寒证,宜选用的方剂是( )
4. 治疗痛经气滞血瘀证,宜选用的方剂是( )

【考点提示】 A、D。

【B型题】(5~6题共用备选答案)

A. 固阴煎 B. 丹栀逍遥散
C. 圣愈汤 D. 杞菊地黄丸
E. 右归丸

5. 某女,18岁。月经提前,量多,经色紫红,质稠有块,经前乳房、小腹胀痛,烦躁易怒,口苦咽干。舌红苔黄,脉弦数。辨证为肝经郁热,治宜选用的方剂是( )

6. 某女,35岁。月经提前,量少,色淡质稀,腰酸腿软,头晕耳鸣,小便频数。舌淡暗苔薄白,脉沉细。辨证为肾气虚证,治宜选用的方剂是( )

【考点提示】 B、A。月经不调,月经先期肝经郁热[症状]经期提前,量多或少,经色紫红,质稠有块,经前乳房、胸胁、小腹胀痛,烦躁易怒,口苦咽干,喜叹息。舌红,苔黄,脉弦数。[方剂应用]丹栀逍遥散(丹皮、炒栀子、当归、白芍、柴胡、白术、茯苓、煨生姜、薄荷、炙甘草)加减。月经先期肾气虚[症状]月经提前,量少,色淡质稀,腰酸腿软,头晕耳鸣,小便频数。舌淡暗,苔薄白，脉沉细而弱。[方剂应用] 固阴煎（人参、熟地黄、山药、山茱萸、远志、炙甘草、五味子、菟丝子）加减。

第五节　中医儿科病证的辨证论治

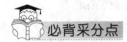

1. 积滞以**不思乳食、食而不化、脘腹胀满、嗳气酸腐、大便溏薄或秘结**为临床特征。

2. 治疗乳食内积型积滞宜选用的中成药为**小儿消食片、开胃山楂丸、枳实导滞丸（主治饮食积滞、湿热内蕴证）、四磨汤口服液、大山楂丸、保和颗粒（丸）**。

3. 脾虚夹积型积滞的治法宜选**健脾助运，消食化滞**。

4. 治疗脾运失健型厌食宜选用的中成药为**枳术丸、健儿消食口服液、健脾消食丸**。

5. 治疗脾胃气虚型厌食宜选用的方剂为**异功散**（人参、白术、茯苓、陈皮、甘草）加减。

6. 胃阴不足证型厌食的治法宜选**养胃育阴，佐以助运**。

7. 厌食治疗以**运脾开胃**为基本法则。必须注意的是：消导不宜过峻，燥湿不宜过寒，补益不宜呆滞，养阴不宜滋腻，以免损脾碍胃，影响纳运。

常见病辨证论治 **第三章**

历年考题

【A型题】1. 应慎用龙牡壮骨颗粒的是（　　）
A. 小儿脾虚证　　　　B. 小儿实热证
C. 小儿体弱多汗　　　D. 小儿夜惊不宁
E. 小儿食欲不振

【考点提示】B。

【A型题】2. 某男，6岁，厌食，面色萎黄，神疲多汗，大便稀薄，夹有未消化食物，形体偏瘦，肢倦乏力。治宜选用的方剂是（　　）
A. 消乳丸　　　　　　B. 归脾丸
C. 四物汤　　　　　　D. 清宁丸
E. 异功散

【考点提示】E。脾胃气虚型厌食：①症状：不思进食，食而不化，面色萎黄，神倦多汗，大便偏稀夹有不消化食品，面色少华，形体偏瘦，肢倦乏力。苔薄白，脉无力。②治法：健脾益气，佐以助运。③方剂应用：异功散（人参、白术、茯苓、陈皮、甘草）加减。

【A型题】3. 患儿，5岁。近日不思饮食，嗳腐酸馊，脘腹胀满，疼痛拒按，大便酸臭，夜寐不安，手足心热，苔白厚腻，脉弦滑。治宜选用的方剂是（　　）

A. 消乳丸   B. 健脾丸
C. 枳术丸   D. 保和丸
E. 二陈汤

【考点提示】D。乳食内积［症状］不思乳食，嗳腐酸馊或呕吐食物、乳片，脘腹胀满，疼痛拒按，大便酸臭或便秘，肚腹热甚，心烦，夜眠不安，低热，手足心热。苔白厚腻，或黄腻，脉弦滑，或指纹紫滞。［方剂应用］乳积用消乳丸（香附、神曲、麦芽、陈皮、砂仁、甘草）加减；食积用保和丸（山楂、神曲、半夏、茯苓、陈皮、连翘、莱菔子）加减。

【B型题】（4~6题共用备选答案）
A. 健脾消食   B. 行气消痞
C. 行气利水   D. 理湿和中
E. 通络止痛

4. 香砂枳术丸既能健脾开胃，又能（   ）
5. 槟榔四消丸既能消食导滞，又能（   ）
6. 加味保和丸既能健胃理气，又能（   ）

【考点提示】B、C、D。香砂枳术丸功能主治：健脾开胃，行气消痞。用于脾虚气滞，脘腹胀闷，食欲不振，大便溏软。槟榔四消丸功能主治：消食导滞，行气泻水。用于食积痰饮，消化不良，脘腹胀满，嗳气吞酸，大便秘结。加味保和丸功能主治：健胃理气，利湿和中。用于饮食不消，胸膈满闷，嗳气呕恶。

第六节 中医耳鼻咽喉科病证的辨证论治

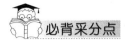
必背采分点

1. 中医称鼻渊为"**脑漏**""**脑砂**""**脑崩**""**脑渊**"。

2. 风热蕴肺型鼻渊的治法宜选**祛风清热宣窍**。

3. 治疗胆经郁热型鼻渊宜选用的中成药是**藿胆片、鼻渊舒口服液（主治肺经风热及胆腑郁热证）**。

4. 以唇、颊、舌、上腭等处黏膜发生黄白色溃烂点且灼热疼痛为主要特征的病症，称为**口疮**。

5. 治疗心脾积热型口疮宜选用的方剂为**凉膈散**（大黄、朴硝、栀子、黄芩、连翘、薄荷、甘草）加减。

6. 脾肾阳虚型口疮的治法宜选**温肾健脾，化湿敛疮**。

7. 风热外袭型咽喉肿痛的治法宜选**疏风清热，消肿利咽**。

8. 治疗火毒上攻型咽喉肿痛宜选用的中成药是**桂林西瓜霜、板蓝根茶（颗粒）、清咽利膈散（主治风邪外束、脏腑积热证）、六神丸、青果丸、清咽丸**。

中药学综合知识与技能

9. 治疗虚火上炎型咽喉肿痛宜选用的中成药是**玄麦甘桔颗粒、铁笛丸、金果含片、金果饮咽喉片**。

10. 咽喉肿痛起病急者，多属**肺胃之热**，治疗应适当配合清热化痰利咽之品，可配合中药煎水含漱（金银花、连翘、薄荷、甘草），有助直接改善咽喉局部红肿。

历年考题

【A型题】1. 某男，26岁。患鼻渊。症见鼻塞，涕黄稠而量多，嗅觉差，伴头痛，发热，汗出，胸闷，咳嗽，痰多。证属风热蕴肺，治宜选用的中成药是（　　）

A. 鼻炎片　　　　　　B. 藿胆片

C. 青果丸　　　　　　D. 铁笛丸

E. 清咽丸

【考点提示】A。风热蕴肺型鼻渊：①症状：鼻塞，涕黄稠而量多，嗅觉差，鼻黏膜红肿，可伴头痛，发热，汗出，胸闷，咳嗽，痰多。舌红苔黄，脉浮数。②治法：祛风清热宣窍。③方剂应用：泻白散和辛夷清肺饮（桑白皮、地骨皮、粳米、甘草、辛夷花、石膏、知母、山栀、黄芩、枇杷叶、升麻、百合、麦冬）加减。④中成药的选用：鼻炎康片，辛夷鼻炎丸、鼻炎片，鼻窦炎口服液。

【A型题】2. 某男，28岁。鼻塞流脓涕，量多，呈黄绿色，有臭味，嗅觉差，头痛，目眩，耳鸣，口苦，心烦易怒，小便黄赤，舌红苔黄，脉弦数，治宜选用的中成药是（　　）

A. 鼻炎片　　　　　　B. 藿胆片
C. 辛夷鼻炎丸　　　　D. 珠黄散
E. 鼻窦炎口服液

【考点提示】B。鼻渊胆经郁热［症状］脓涕量多，色黄或黄绿，或有臭味，鼻塞重，嗅觉差，鼻黏膜红赤。伴头痛较剧，口苦，咽干，目眩，耳鸣，耳聋，寐少梦多，烦躁易怒，小便黄赤。舌质红，舌苔黄或腻，脉弦数。［治法］清胆泄热通窍。［中成药选用］藿胆片、鼻渊舒口服液。

【B型题】（3~4题共用备选答案）

A. 清热解毒、消肿止痛
B. 清音利咽、消肿止痛
C. 润肺利咽、生津止渴
D. 疏风清热、消肿止痛、清利咽喉
E. 疏风清热、化痰散结、利咽开音

3. 铁笛丸的功能是（　　）
4. 黄氏响声丸的功能是（　　）

【考点提示】C、E。铁笛丸功能主治：润肺利咽，生津止渴。用于阴虚肺热津亏所致的咽干声哑，咽喉疼痛，口渴烦躁。黄氏响声丸功能主治：疏风清热，化痰散结，利咽开音。用于风热外束、痰热内盛所致的急性、慢性喉喑，症见声音嘶哑，咽喉肿痛，咽干灼热，咽中有痰或寒热头痛，或便秘尿赤；急性、慢性喉炎及声带小结，声带息肉初起见上述证候者。

第四章　民族医药基础知识

第一节　藏医药基础知识

必背采分点

1. 藏医五元学说中的五元为**土、水、火、风、空**五种物质元素。

2. 土元"**沉、稳、坚、黏**"，功能持载和固定，是万物产生和存在的基础。

3. 水元"**重、寒、湿、润**"，功能湿润和聚拢，能使万物滋润和聚拢成形。

4. 火元"**热、轻、锐、腻**"，功能温和和熟腐，能使万物产生温热和促使成熟。

5. 风元"**轻、动、糙、燥**"，能使万物运动和保持干燥。

6. 空元"**空、虚**"，能为万物运动和生长提供空间。

7. 三因即**隆、赤巴、培根**三种因素。

8. 藏医学中"阴阳"概念多以**寒、热，日、月，**

水、火、强、弱，峻、缓，动、静等意思相对的名词来表述，尤其是以寒、热来表述的更多。

9. 藏医治疗原则，是以五元学说和三因学说为理论指导，建立在整体观和辨证论治理念之上的，包括总原则和具体治则。

10. 藏医治疗总原则主要包括预防为主的原则，饮食起居为主的原则，治本为主治标为次的原则，治主病为主治并发症为次的原则等。

11. 藏医治疗原则具体治则包括猫逮老鼠、驱马入道、白鹭叼鱼、狭路逢敌、登梯高攀、勇士歼敌、调节仇杀、牛羊负驮。

12. 用饮食、起居和服用药物把疾病平息于体内的藏医治疗方法是平息法。

13. **补益法**是指对隆病患者、体质虚弱者、失血过多者、长期失眠者、悲伤过度者等进行滋补，补益方如大方、小方、强身方、"觉庄"方、九味雪蛙方等。

14. **消散法**是指服用药物及禁食或使用清淡饮食使身体消瘦。

15. 排出法包括药物引吐、泻下、汗法及外治法。

16. 引吐法的主药有囊吾、刺参、锡金大戟等。

17. 汗法的主要方剂有四味木香汤、七珍汤等。

18. 油疗法的方剂有各种油脂、酥油丸等。

19. 泻下法内服药有**清道方、舵手方、加味方**。

20. 利尿法方剂有**七味斑蝥方、九味鬣羚角方**等。

21. 缓外治法施术时痛苦较小,有治疗培根偏盛的**熨敷法**,治疗赤巴偏盛疾病的**药浴法**及治疗隆偏盛疾病的**涂擦法**三种。

22. 峻外治法施术时疼痛较大,包括**割刺放血疗法、火灸疗法、金针疗法**三种及手术。

23. 甘味功效稀、凉、钝、软,能增长元气和体力,对老人小孩有补益作用,能医治**隆病、赤巴病**,对消瘦、气管炎、肺病有特效。

24. 酸味功效润、重、稳、温,能生胃火,增强消化,能使油脂糜烂稀释,并兼顺气,能治**培根病**,其中余甘子还能治血病、赤巴病、热证。

25. 咸味功效润、重、温,能使身体坚实,有疏通作用,能治**闭塞梗阻症**,用于罨熨时则产生胃火,有保健作用,能治隆、培根病。

26. 苦味功效轻、糙、凉、锐、浮等,能开胃、驱虫、止渴、解毒,医治**赤巴病、麻风、晕眩、瘟疫**等疾病。

27. 辛味功效温、锐、腻、糙等,能医治**隆及培根病、脂肪增多症**,去腐生肌,愈合伤口,使皮肤滋润光泽。

28. 涩味功效凉、重、润、浮等,能医治**血病、赤巴病、疮疖、皮肤粗糙**等。

29. 三化味中的甘味能医治**赤巴病和隆病**,酸味能医治隆病和培根病,苦味能治赤巴病和培根病。

30. 藏药八性理论,凉、钝两性对治特性为热、锐的**赤巴病**。

31. **轻、糙、热、锐**四性对治特性为重、柔、寒、钝的培根病。

32. **重、腻**两性对治特性为轻、糙的隆病。

33. 藏医在配方时形成**按味、性、效配伍**的方法。

34. 藏药的剂型主要有**汤剂、散剂、丸剂、糊剂、酥油丸、灰丹剂、膏剂、药酒、胶囊**等。

35. 七十味珍珠丸功能**安神,镇静,通经活络,调和气血,醒脑开窍**。

36. 二十五松石丸功能**清热解毒,疏肝利胆,化痰**。

37. 二十五珊瑚丸功能**开窍,通络,止痛**。

38. 六味安消散功能**和胃健脾**,消积导滞,**活血止痛**。

39. 仁青芒觉功能**清热解毒,益肝养胃,明目醒神,愈疮**。

40. 仁青常觉功能**清热解毒**,调和滋补。

41. 坐珠达西功能**疏肝,健胃,清热,愈溃疡,消肿**。

42. 七味红花殊胜丸功能**清热消炎,保肝退黄**。

43. 五味渣驯丸功能**清肝热,利胆退黄**。

44. 洁白丸功能**健脾和胃，止痛止吐，分清泌浊**。

45. 大月晶丸功能**消炎解毒，和胃止酸，消食化痞**。

46. 萨热十三味鹏鸟丸功能**消炎止痛，通经活络，醒脑开窍**。

47. 三十五味沉香丸功能**清瘟泄热，宽胸益肺，驱风通痹**。

48. 十三味菥冥丸功能清热，通淋，消炎止痛。用于**淋病、膀胱炎**等。

49. 降脂丸功能**清血除脂**。用于高脂血症。

50. 二十九味能消散功能**祛寒化痞，消食，调肝益肾**。

51. 十一味金色丸功能清热解毒，化瘀。用于胆囊痞肿，巩膜黄染，消化不良，中毒症。对**黄疸性肝病**疗效最佳。

52. 十味黑冰片丸功能**温胃消食，破积利胆**。

53. 志嘎汗散功能清热解毒，消炎。用于**小儿流感、脑炎**等。

54. 八味沉香散功能**清心热，养心，安神，开窍**。用于热病攻心，神昏谵语；冠心病，心绞痛。

55. 五味麝香丸功能清热解毒，凉血消肿。用于**血热毒盛，小儿疥疮，痱毒，咽喉肿痛，口舌生疮，牙龈出血，痄腮**。

中药学综合知识与技能

历年考题

【A型题】1. 根据藏药八性理论，治隆病采用的药物性能是（   ）

A. 热锐　　　　　　　B. 凉钝
C. 轻糙　　　　　　　D. 柔软
E. 重腻

【考点提示】E。重、腻两性对治特性为轻、糙的隆病。

【A型题】2. 具有和胃健脾、消积导滞功能的藏药是（   ）

A. 五味渣驯丸　　　　B. 六味安消散
C. 七味红花殊胜丸　　D. 八味沉香散
E. 十味黑冰片丸

【考点提示】B。六味安消散由诃子、寒水石、藏木香等6味药配制而成。功能和胃健脾，导滞消积，润肠通便，理气、降脂。

【A型题】3. 具有安神功能的藏药是（   ）

A. 洁白丸　　　　　　B. 大月晶丸
C. 八味沉香散　　　　D. 仁青芒觉
E. 仁青常觉

【考点提示】C。

第二节　蒙医药基础知识

必背采分点

1. **"赫依""希日""巴达干"**为三根，是人体的本基。

2. 七素又称七精。分别为**精华、血、肉、脂、骨、髓及红或白精**，是机体的构成物质。

3. **稠、稀、汗**等三种排泄物，是七素生化过程中的产物，对诊治疾病有重要参照意义。

4. 蒙医辨证施治主要内容包括**治则、立法、处方、疗术**等。

5. 蒙药有六种药味，即**甘、酸、咸、苦、辛、涩**。

6. 重、腻二效克制**"赫依"**病的轻、燥等主要特性；寒、钝二效克制"希日"病的热、锐等主要特性；轻、热二效克制"巴达干"病的重、寒等主要特性。

7. 蒙医配方和临床用药多以**药物功能**为依据。

8. 蒙药传统剂型有**汤剂（汤散）、散剂、丸剂、膏剂、灰剂、油剂**。

9. 治疗寒证及驱虫药，**早晨空腹服**。

10. 补养或下清"赫依"（通便、通经）药，**食前服**。

11. 上行"赫依"（理气）药，**食间服**。

12. 司命"赫依"（镇静）药，**食药交替服**。

13. 平喘、祛痰或催吐药，**不定期服**。

14. 止逆药，**与食混服**。

15. 止噎或开胃药，**夹食服（饭前饭后各一半）**。

16. 治"巴达干"病或毒剧麻药及催眠药，**睡前服**。

17. 对盛热病忌**镇"赫依"用的温性药**；对"赫依"热证忌过寒性药。

18. 对老年、儿童一般禁用**峻泻剂和内有草乌且味数少的制剂**。

历年考题

【A 型题】1. 蒙药理论认为：一个独立的药味以两个元素含量为主，其他元素为辅。形成苦味的主要元素是（ ）

A. 水、气 B. 火、气
C. 土、水 D. 火、土
E. 水、火

【考点提示】A。药有不同的味道，蒙药有六种药味，即甘、酸、咸、苦、辛、涩。这些味道是五元的元素（土、水、火、气、空）在药物形成过程中所造就的程度和参与的量不同而形成。认为一个独立的药味以两个元素含量为主，其他元素为辅，如甘味以土、水，酸味以火、土，咸味以水、火，苦味以水、气，辛味以火、气，涩味以土、气含量为主。

【A型题】2. 根据蒙医传统用药的"服药十则"，补养药的服用时间是(　　)

A. 食前服　　　　　　B. 食间服
C. 睡前服　　　　　　D. 空腹服
E. 夹食服

【考点提示】A。蒙医传统用药的"服药十则"：补养或下清"赫依"（通便、通经）药，食前服。

【A型题】3. 蒙医中的"三秽"指的是(　　)

A. 涕、唾、津三种分泌物
B. 血、脂、白精三种物质
C. 稠、稀、汗三种排泄物
D. 汗、尿、大便三种排泄物
E. 赫依、希日、巴达干三物质

【考点提示】C。三秽即稠、稀、汗等三种排泄物，是七素生化过程中的产物，对诊治疾病有重要参照意义。

第三节 维吾尔医药基础知识

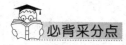

1. 合立体（体液）学说包括4种正常体液（**胆液质、血液质、黏液质、黑胆质**）和4种异常体液。

2. 台西合斯（诊断）学说，包括七诊（除了望、闻、问、切以外，还有**尿诊、便诊和痰诊**），其中对脉诊、尿诊较为重视。

3. 维吾尔医认为，药物的药性分为**热、湿、寒、干**四种，还有相当部分的药物具有混合的药物属性，即干热、湿热、湿寒、干寒。还有一部分药物药性平和，称为"平"。

4. 维吾尔医根据药物性质的强弱不同，将其分为四级，即1、2、3、4级。1级为**药性最弱**，4级为**药性最强**。药性4级的药物大多数具有毒性。

5. 维吾尔药的药味，是药物本身具有的一种能使舌面得到某种味觉的特性。它一般分为9种，即**烈味、辛味、咸味、酸味、苦味、涩味、油味、甜味、淡味**。

6. **矫正药**系指某种药对某器官的疾病具有显著疗效，但对另一器官产生不良影响，甚至有害时，为了消除或矫正这一药物的不良反应的用药方法。

7. 维吾尔药制剂剂型为四大类，即**膏状制剂、硬状制剂、散状制剂、液状制剂**。

8. 维吾尔药常用传统膏状制剂有**买朱尼（蜜膏）、古力坎尼（花糖膏）、买日合米（软膏）**。

9. 维吾尔药常用传统硬状制剂有**库日斯（片）、艾比（小丸）、西亚非（肛门栓）**。

10. 维吾尔药常用传统散状制剂有**苏努尼（牙粉）、库合力（眼粉）、再如日（撒粉）、努福合（吹粉）**等。

11. 维吾尔药常用传统液状制剂有**谢日比提（糖浆）、买提布合（汤剂）、艾热克（露剂）、帕舒也（擦洗剂）**。

第五章 常用医学检查指标及其临床意义

第一节 血常规检查

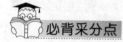

1. 生理性白细胞增多主要见于月经前、妊娠、分娩、哺乳期妇女和剧烈运动、兴奋激动、饮酒、餐后等；**新生儿和婴儿高于成人**。

2. 白细胞减少主要见于**流行性感冒、再生障碍性贫血、白血病**等。

3. 嗜酸性粒细胞增多见于**过敏性疾病、皮肤病与寄生虫病、血液病**。

4. 红细胞是血液中数量最多的有形成分，其作为呼吸载体，能在携带和释放氧气至全身各个组织的同时，运输二氧化碳，**协同调节维持酸碱平衡和免疫黏附作用**。

5. **血红蛋白量减少**是诊断贫血的重要指标，但不能确定贫血的类型。

6. 血小板在一日内的不同时间可相差**6%~10%**。

7. 红细胞沉降率生理性增快见于**女性月经期、妊娠3个月以上（至分娩后3周内）**。

历年考题

【A型题】血小板计数正常值参考范围是（　　）
A. $(10 \sim 50) \times 10^9 /L$
B. $(50 \sim 100) \times 10^9 /L$
C. $(100 \sim 300) \times 10^9 /L$
D. $(300 \sim 500) \times 10^9 /L$
E. $(500 \sim 700) \times 10^9 /L$

【考点提示】C。血小板计数的参考值是$(100 \sim 300) \times 10^9 /L$。

第二节　尿常规检查

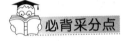

1. 尿液酸碱度（pH）参考值：干化学试带法：**pH值5.0~7.0**。

2. 尿比重系指在**4℃时**尿液与同体积纯水的重量之比。

3. 尿蛋白定性试验阳性或定量试验**>150mg/24h**尿时,称蛋白尿。

4. 尿液中出现葡萄糖取决于:**血糖水平、肾小球滤过葡萄糖速度、近端肾小管重吸收葡萄糖速度和尿流量**。

5. 尿胆红素阳性多见于**肝细胞性黄疸,阻塞性黄疸**。

6. **尿隐血**即反映尿液中的血红蛋白(Hb)。

7. 当游离Hb超过**1.00~1.35g/L**时,Hb可随尿液排出,即为血红蛋白尿。

8. 尿液中出现管型是**肾实质性病变**的证据,常见的管型种类包括透明管型、细胞管型(白细胞、红细胞、上皮细胞)、颗粒管型、蜡样管型、脂肪管型和细菌管型。

9. 磷酸盐结晶常见于**pH碱性的感染尿液**。

10. 尿酸盐结晶常见于**痛风**。

11. 大量的草酸盐结晶提示严重的**慢性肾病,或乙二醇、甲氧氟烷中毒**。

12. 糖尿病酮尿见于糖尿病酮症酸中毒,尿液中酮体常早于血液中酮体的升高,严重糖尿病酮症时,尿液

中酮体可达 **6g/d**。

13. 尿淀粉酶减少主要见于<u>**重症肝炎、肝硬化、糖尿病**</u>等。

历年考题

【A 型题】1. 血清淀粉酶（AMS）活性增高最常见于（ ）

A. 急性胃肠炎　　　　B. 病毒性肝炎

C. 慢性胆囊炎　　　　D. 急性胰腺炎

E. 病毒性心肌炎

【考点提示】D。急性胰腺炎发作期尿淀粉酶活性上升稍晚于血清淀粉酶（发病后 12~24 小时开始升高），且维持时间稍长。

【X 型题】2. 尿白细胞升高的临床意义（ ）

A. 泌尿系感染　　　　B. 挤压伤

C. 慢性肾虚肾炎　　　D. 膀胱炎

E. 前列腺炎

【考点提示】ACDE。尿白细胞升高见于泌尿系感染、慢性肾盂肾炎、膀胱炎、前列腺炎等。女性白带混入尿液时，也可发现较多的白细胞。

第三节 粪常规检查

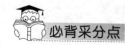

1. 正常人的粪便色泽为**黄褐色的柱状软便**。

2. 米泔水样便,由肠道受刺激,大量分泌水分所致,常见于**霍乱、副霍乱**等。

3. 脓状便主要见于**过敏性肠炎、慢性菌痢**等。

4. 脓血便主要见于**细菌性痢疾、溃疡性结肠炎、直肠或结肠癌、阿米巴痢疾（以血为主,呈暗红果酱色）**等。

5. 乳凝便常见于**儿童消化不良**等。

6. 鲜血便主要见于**痔疮、肛裂、息肉等下消化道出血**等。

7. 柏油便粪便黑色有光泽,为上消化道出血（大于50mL）后,**红细胞被胃肠液消化所致**。

8. 白陶土便常见于**阻塞性黄疸**等。

9. 细条便为**直肠狭窄的表现**,主要见于直肠癌等。

10. 对老年人进行粪隐血试验有助于**早期发现消化道恶性肿瘤**。

11. 胃、十二指肠溃疡者的隐血阳性率可达**40%~**

70%，可呈间歇性阳性。

12. 粪胆原在**溶血性黄疸**时明显增加；也可见于阵发性睡眠性血红蛋白尿症。

13. 粪胆原在**阻塞性黄疸**时明显减少。

14. 正常粪便中无红细胞，出现红细胞可见于**痢疾、溃疡性结肠炎、结肠癌**等。

15. **上皮细胞**为肠壁炎症的特征，见于结肠炎、伪膜性肠炎等。

第四节　肝功能检查

1. 血清丙氨酸氨基转移酶增高的程度与肝细胞被破坏的程度呈**正比**。

2. 血清丙氨酸氨基转移酶（ALT）参考值：速率法：**成人 5~40U/L**。

3. 血清天门冬氨酸氨基转移酶（AST）参考值：速率法：**成人 8~40U/L**。

4. 急性心肌梗死在发病后 6~8 小时 AST 开始上升，**18~24 小时**达高峰。

5. 血清碱性磷酸酶（ALP）参考值：连续监测法：

成人 40~110U/L，儿童 <250U/L。

6. 白蛋白浓度增高见于**严重失水而致的血浆浓缩**。

7. 溶血性黄疸时，红细胞破坏过多，血中**非结合胆红素（UCB）**增加；阻塞性黄疸时，肝脏中结合胆红素（CB）反流进血中，血中 CB 增加；肝细胞黄疸时，肝脏代谢 UCB 的能力下降及肝细胞损害，肝脏血循环异常，CB 反流入血，使血中 CB 和 UCB 均增加。

8. 血清总胆红素（STB）17.1~34.2μmol/L 为**隐性黄疸**；34.2~171μmol/L 为**轻度黄疸**；171~342μmol/L 为**中度黄疸**；>342μmol/L 为**重度黄疸**。

9. 血清总胆红素（STB）<85.5μmol/L 考虑**溶血性黄疸**；17.1~171μmol/L 考虑**肝细胞性黄疸**；171~342μmol/L 考虑**不完全梗阻性黄疸**；>342μmol/L 考虑**完全性梗阻性黄疸**。

10. 结合胆红素（CB）/血清总胆红素（STB）<0.2，为**溶血性黄疸**。

11. 结合胆红素（CB）/血清总胆红素（STB）0.2~0.5，为**肝细胞性黄疸**。

12. 结合胆红素（CB）/血清总胆红素（STB）>0.5，为**阻塞性黄疸**。

第五节 肾功能检查

必背采分点

1. 肾脏的功能主要有：**分泌和排泄尿液、废物、毒物和药物；调节和维持体液容量和成分（水分和渗透压、电解质、酸碱）；维持机体内环境（血压、内分泌）的平衡**。

2. 当肾实质受损害时，**肾小球滤过率降低**，致使血液中血清尿素氮（BUN）浓度增加，因此通过测定尿素氮，可了解肾小球的滤过功能。

3. 血清尿素氮参考值：**成人：1.78~7.14mmol/L；婴儿、儿童：1.8~6.5mmol/L**。

4. 血清 Cr 的浓度取决于**人体产生和摄入能力与肾脏的排泄能力**，血清 Cr 基本不受饮食、高分子代谢等肾外因素的影响。

5. 人体肾功能正常时，Cr 排出率恒定；当肾实质受到损害时，**肾小球滤过率（CFR）就会降低**，当 CFR 降低到一定程度后，血清 Cr 浓度就会明显上升。

6. 血清肌酐（Cr）参考值：**男性：44~132μmol/L，女性：70~106μmol/L**。

第六节 血液生化检查

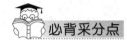

1. 淀粉酶（AMS）主要来自**胰腺和腮腺**。

2. 来自胰腺的为**淀粉酶同工酶 P（P–AMS）**，来自腮腺的为**淀粉酶同工酶 S（S–AMS）**，其他少量的 AMS 来自心脏、肝脏等。

3. 淀粉酶（AMS）主要用于**急性胰腺炎**的诊断和鉴别诊断，活性增高或降低均有临床意义。

4. **肌酸激酶（CK）**为早期诊断急性心肌梗死（AMI）的灵敏指标之一。

5. 诊断心肌坏死最特异和敏感的首选标志物是**肌钙蛋白（cTn）**，cTnI 是其中之一，其生理作用是抑制肌动蛋白中的 ATP 酶活性，使肌肉松弛，防止肌血清肌纤维收缩。

6. 当心肌损伤时，心肌肌钙蛋白 I（cTnI）可以释放入血，血清 cTnI 浓度变化可以反映**心肌损伤的程度**。

7. 不稳定型心绞痛患者出现 cTnI 升高，表示**心肌微小损伤**。

8. 血尿酸（UA）是**体内及食物中嘌呤代谢的终末产物**。

9. 血尿酸（UA）的主要生成场所是**肝脏**，其可自由通过肾小球，部分经肾小管排泌，原尿中的UA90%通过肾小管重吸收。

10. 血尿酸（UA）降低见于**重症肝炎、尿酸生成有关酶缺乏**等。

历年考题

【A型题】1. 引起血清肌酸激酶（CK）增高的疾病是（　　）

　　A. 早期急性心肌梗死　　B. 甲状腺功能亢进

　　C. 急性颅脑损伤　　　　D. 成人脑膜炎

　　E. 癫痫大发作

【考点提示】A。CK为早期诊断急性心肌梗死（AMI）的灵敏指标之一：AMI后4～10小时内，CK活性急剧上升，12～36小时达高峰，峰值可高达正常水平10～12倍，72～96小时恢复正常。

【A型题】2. 诊断心肌坏死最敏感的首选标志物是（　　）

　　A. 血清CK–BB　　　　B. 血清CK–MB

　　C. 血清肌钙蛋白 I　　　D. 血清CK–MM

　　E. 血清脱酸激酶

【考点提示】C。诊断心肌坏死最特异和敏感的首选标志物是肌钙蛋白Ⅰ（cTn）。

第七节 糖、脂代谢检查

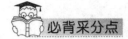

1. 常用的糖代谢检查项目有：**空腹全血血糖（FBG）、口服葡萄糖耐量试验（OGTT）和糖化血红蛋白（与葡萄糖结合的 HbAlc）**。

2. 诊断糖代谢紊乱的最常用和最可靠的指标是**空腹全血血糖（FBG）**。

3. 空腹血糖（FBG）参考值：**3.9~6.1mmol/L**。

4. 空腹血糖（FBG）**≥7.0mmol/L** 为血糖增高；6.1mmol/L＜FBG＜7.0mmol/L 为空腹血糖受损（IFG）。

5. 空腹血糖 FBG **＜3.9mmol/L** 为血糖减低；FBG＜2.8mmol/L 为低血糖症。

6. 糖尿病诊断标准为 **FBG≥7.0mmol/L**；或 OGTT2 小时血糖≥11.1mmol/L；或任何时间血糖（随机血糖）≥11.1mmol/L。

7. 糖化血红蛋白（HbAlc）参考值**4%~6%**。

8. 总胆固醇（TC）降低见于**甲状腺功能亢进症、严重贫血、剂型感染及消耗性疾病**等。

9. **血清三酰甘油（TG）**是动脉粥样硬化（AS）的独立危险因素和导致脂肪肝的主要原因。

10. **饮酒或长期足量运动**可使高密度脂蛋白（HDL）升高。

11. **低密度脂蛋白（LDL）**是致动脉粥样硬化的基本因素。

历年考题

【A 型题】三酰甘油高于正常值，其临床意义是( )
    A. 肝功能严重障碍   B. 甲状腺功能亢进
    C. 肾上腺皮质功能减退   D. 甲状旁腺功能亢进
    E. 动脉粥样硬化

【考点提示】E。三酰甘油高于正常值，其临床意义是血脂异常，高甘油三酯血症或混合型高脂血症；糖尿病、痛风、肾病综合征及阻塞性黄疸等。三酰甘油降低临床意义是原发性 β－脂蛋白缺乏症；甲状腺功能亢进症、严重肝病、肾上腺皮质功能减退、恶性肿瘤晚期、吸收不良等。

第八节 乙型肝炎病毒标志物检测

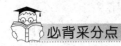

1. HBV 感染最早期（1~2个月）血清里出现的一种特异性标志物是 **HBsAg**，可维持数周至数年，甚至终身。

2. 抗-HBs 是人体针对 HBsAg 产生的中和抗体，一般在感染后 **3~6个月才出现**，是一种保护性抗体，表明人体对 HBV 具有一定的免疫力。

3. 抗-HBc 不是中和抗体，而是反映肝细胞受到 HBV 侵害的可靠指标，主要有 IgM 和 IgG 两型：抗-HBc-IgM 是机体感染 HBV 后在血液中最早出现的特异性抗体，故常作为**急性 HBV 感染的指标**；抗-HBc-IgG 出现较晚，其阳性可持续多年，甚至终身，具有流行病学意义。

4. **HBsAg 阳性**是感染 HBV 的标志。

5. 在乙型病毒性肝炎患者检出 HBsAg（+）、HBeAg（+）、抗-HBc：（+）即为"**大三阳**"。

6. 在乙型病毒性肝炎患者检出 HBsAg（+）、抗-HBe（+）、抗 HBc（+）即为"**小三阳**"。

7. **乙型肝炎病毒 DNA（HBV-DNA）**是诊断乙型肝炎的直接证据，比血清免疫学检查更灵敏，特异性更强。

第六章　中医药文献信息与咨询服务

第一节　中医药信息

必背采分点

1. 最早的一部中医典籍是<u>《黄帝内经》</u>，也是中医最重要的经典著作。

2. 《黄帝内经》分<u>《黄帝内经素问》《灵枢经》</u>两部分。

3. 《伤寒论》奠定了中医学**辨证论治的基础**，对临床各科均有指导意义。

4. 我国第一本证候学专著是<u>《巢氏诸病源候论》</u>。

5. 中医史上第一部论温疫的专著是明代吴又可撰**《温疫论》**。

6. 最早的本草学专著是<u>《神农本草经》</u>。

7. <u>《本草纲目》</u>是明代李时珍著，可谓中药学巨著，内容广博，收罗繁富。

8. **《肘后备急方》**总结了东晋以前的中医急症治疗成就,许多记载具有很高的医学史料价值,在急症的病因、病理上时有发明。

9. 《备急千金要方》是**唐代孙思邈**撰著。

10. **《太平惠民和剂局方》**为宋代官府颁行,是我国第一部成药典。

11. 《中华人民共和国药典》(2015年版)由一部、二部、三部、四部组成。**一部收载药材及饮片、植物油脂和提取物、成方制剂和单味制剂等;二部收载化学药品、抗生素、生化药品、放射性药品等;三部收载生物制品;四部为通则和药用辅料。**

历年考题

【A型题】1. 中国古代收方最多的方书是( )
A. 《普济方》 B. 《千金要方》
C. 《千金翼方》 D. 《和剂局方》
E. 《太平圣惠方》

【考点提示】A。《普济方》明代朱橚等撰,1390年撰成,1406年刊行。原为168卷,后改为426卷,收方61739首,原有插图239幅,保存了大量的民间验方。是中国古代收方最多的方书,为研究复方用药提供了极为珍贵的资料。

【A 型题】2. 系统论述医德规范，著有"大医精诚"专论的方书典籍是（　　）

A.《普济方》　　　　　B.《千金翼方》

C.《备急千金要方》　　D.《太平圣惠方》

E.《太平惠民和剂局方》

【考点提示】C。《备急千金要方》简称《千金要方》，唐·孙思邈撰著。成书于唐永徽三年（652 年）。全书 30 卷。孙氏首重医德，序例中著有"大医习业""大医精诚"两篇专论。

【A 型题】3. 按药物自然属性分类的首部本草专著是（　　）

A.《新修草本》　　　　B.《本草经集注》

C.《神农本草经》　　　D.《本草纲目》

E.《重修政和本草》

【考点提示】B。《本草经集注》创立了新的编写体例：药物分类按自然属性进行区分，改进了《本经》三品分类法；所载药物内容采用朱墨、大小字体分书法，保持了引录文献的原有面貌。

第二节 咨询服务和用药指导

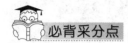

1. 咨询方式包括**面对面交流、电话咨询、网络咨询、专题讲座、其他科普资源**。

2. 患者投诉的类型包括**服务态度和质量、药品数量、药品质量、退药、用药后发生严重不良反应、价格异议**。

3. 患者投诉的处理原则有：**选择合适的地点，选择合适的人员，接待时的举止行为，用适当的方式和语言，证据原则（强调有形证据）**。

4. 老年病患者往往服用药品种类多，依从性差，故临床药师在指导老年人合理用药时重点要关注**药物的使用剂量和药物之间的相互作用**，减少药物的不良反应和药源性疾病，提高老年人用药的安全性。

5. 对妊娠期及哺乳期患者要进行用药教育，对于一天只服一次的药品，**建议晚上给药**，可延长与哺乳时间的间隔。

6. 在指导婴幼儿和儿童使用中药时，要注意小儿为**纯阳之体，具有体质柔嫩、气血未成、脏腑甚脆、伤残**

极易的特点，要避免或减少使用猛药重剂，以免伤害儿童及婴幼儿。

7. 应用药品需特别提示的特殊情况之一：患者**同时使用 2 种或 2 种以上含同一成分的药品时**；或合并用药较多时。

8. 应用药品需特别提示的特殊情况之二：当患者用**药后出现不良反应时**；或既往有不良反应史。

9. 应用药品需特别提示的特殊情况之三：**患者依从性不好时**；或患者认为疗效不理想时或剂量不足以有效时。

10. 应用药品需特别提示的特殊情况之四：病情需要，处方中配药剂量超过规定剂量时（需医师双签字）。**处方中用法用量与说明书不一致**，或非药品说明书中所指示的用法、用量、适应证时。

11. 应用药品需特别提示的特殊情况之五：**超越说明书范围的适应证或超过说明书范围的使用剂量（需医师双签字确认）**。

12. 应用药品需特别提示的特殊情况之六：**患者正在使用的药物中有配伍禁忌或配伍不当时**（如有明显配伍禁忌时应第一时间联系该医师以避免纠纷的发生）。

13. 应用药品需特别提示的特殊情况之七：**第一次**

使用该药的患者。

14. 应用药品需特别提示的特殊情况之八：**近期药品说明书有修改**（如商品名、适应证、剂量、有效期、贮存条件、药品不良反应）。

15. 应用药品需特别提示的特殊情况之九：患者**所用的药品近期发现严重或罕见的不良反应**。

16. 应用药品需特别提示的特殊情况之十：**使用含有毒中药或有毒成分药品**的患者。

17. 应用药品需特别提示的特殊情况之十一：**同一种药品有多种适应证或用药剂量范围较大或剂量接近阈值时**。

18. 应用药品需特别提示的特殊情况之十二：**药品被重新分装，而包装的标识物不清晰时**。

19. 应用药品需特别提示的特殊情况之十三：**使用需特殊贮存条件的药品时**；或使用临近有效期药品时。

历年考题

【A型题】1. 执业药师需要特别提醒的特殊情况是（　　）

A. 患者购买贵重药品

B. 患者购买非处方药

C. 患者购买的药品近期发现有严重不良反应

D. 患者购买长期维持治疗的药品

E. 患者购买按疗程治疗的药品

【考点提示】C。

【X 型题】2. 执业药师在咨询服务和用药指导过程中,需特别提示的情形有(　　)

A. 首次使用的药品

B. 多种药物合并应用

C. 使用含有毒成分的药品

D. 处方用法与说明书不一致

E. 使用需特殊条件贮存的药品

【考点提示】ABCDE。

【X 型题】3. 执业药师对医师开展用药咨询服务的内容包括(　　)

A. 价格信息

B. 新药信息

C. 合理用药信息

D. 药物相互作用和禁忌证

E. 药品不良反应信息

【考点提示】BCDE。执业药师可从新药信息、合理用药信息、药物相互作用和禁忌证、药品不良反应信息几个方面向医师提供用药咨询服务。

第七章　中药调剂操作的基本技能知识

第一节　中药处方

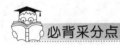
必背采分点

1. 中药处方由**前记、正文、后记**三部分组成。

2. 前记包括**医疗机构名称、费别、患者姓名、性别、年龄、门诊或住院病历号、科别或病区和床位号、中医临床诊断及开具日期**等，并可添列特殊要求的项目。

3. 正文以 **Rp 或 R（拉丁文 Recipe "请取"的缩写）**标示，分列药品名称、数量、用量、用法，中成药还应当标明剂型、规格。

4. 酒蒸大黄，能缓和其**泻下**作用。

5. 蜜炙麻黄，能缓和其**辛散**之性，增强其止咳平喘功效。

6. 炒山药，能增强其**健脾止泻**作用。

7. 修治是除去杂质和非药用部分，以洁净药材，保证其符合医疗需要。如**远志去心、山茱萸去核、乌梢蛇去头去鳞片**等。

8. 医师处方在书写药名时,对药品品质提出了要求,如**明天麻、子黄芩、左牡蛎、左秦艽、金毛狗脊、鹅枳实、马蹄决明、九孔石决明**等。

9. 医师处方在书写药名时,对药品采时、新陈提出要求的,如**绵茵陈(质嫩)、陈香橼、陈佛手、陈皮、嫩桂枝、鲜芦根、鲜茅根、霜桑叶**等。

10. 医师处方在书写药名时,对药品颜色、气味提出要求的,如**紫丹参、香白芷、苦杏仁**等。

11. 饮片用量一般以**克**为单位,按干品重量计算,鲜品使用时,药品名称前要注明"鲜"。

12. 黄芪,成人一日常用剂量为**9~30g**。

13. 煎煮脚注属于特殊医嘱,常见的有**单包、配方用、先煎、后下、包煎、另煎、打碎、冲服、煎汤代水**等。

14. 儿童每剂一般煎至 100~300mL,成人每剂一般煎至**400~600mL**,一般每剂按两份等量分装,或遵医嘱。

15. 煎药温度一般不超过**100℃**。

16. 中药调剂流程一般可分为**审方、计价、调配、复核和发药**五个部分。

17. 处方调剂的流程中审方计价是调配前的准备,**复核**是确保用药准确安全的关键,**发药**是药物到患者手中的最后一环,这是一个不可分割的连续过程。

18. 药师调剂处方时必须做到**"四查十对"**:查处方,对科别、姓名、年龄;查药品,对药名、剂型、规格、数量;查配伍禁忌,对药品性状、用法用量;查用药合理性,对临床诊断。

历年考题

【A型题】药师调剂处方时必须做到"四查十对","十对"中有一项内容是(　　)

A. 对处方　　　　　B. 对药品
C. 对药名　　　　　D. 对配伍
E. 对用药合理性

【考点提示】C。药师调剂处方时必须做到"四查十对":查处方,对科别、姓名、年龄;查药品,对药名、剂型、规格、数量;查配伍禁忌,对药品性状、用法用量;查用药合理性,对临床诊断。

第二节　处方审核

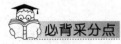

1. 审方包括<u>处方规范性审核和用药适宜性审核</u>。

2. 处方一般以当日有效,特殊情况下需延长有效期的,由开具处方的医师注明有效期,但最长不得超过**3天**。

3. 中药饮片处方应当体现"**君、臣、佐、使**"的特点要求。

4. 每张中成药处方不得超过**5种药品**。

5. 中药注射剂应**单独开具处方**。

6. 处方应付一般包括**中药别名和并开药应付、中药炮制品应付**。

7. 中药饮片有正名和别名,如牛蒡子别名为**大力子、鼠黏子、牛子、恶实**。

8. 白果别名**银杏**;芒硝别名**马牙硝、英硝、金硝、牙硝**。

9. 饮片的并开药名中,二母即指**知母、贝母**;二乌即指**制川乌、制草乌**;荆防即指**荆芥、防风**等。

10. 饮片的并开药名中,二门冬即指**天冬、麦冬**;二术即指**苍术、白术**;二活即指**羌活、独活**。

11. 饮片的并开药名中,焦三仙即指**焦三楂、焦麦芽、焦神曲**;焦四仙即指**焦神曲、焦三楂、焦麦芽、焦槟榔**。

12. 饮片的并开药名中,炒三仙即指**炒神曲、炒麦芽、炒山楂**。

13. 处方直接写药名（或炒），需调配清炒品，如**紫苏子、莱菔子、谷芽、麦芽、王不留行、酸枣仁、蔓荆子、苍耳子、牛蒡子、白芥子等**。

14. 需调配麸炒品的药名有**僵蚕、白术、枳壳**等。

15. 需调配煅制品的药名有**花蕊石、钟乳石、自然铜、金礞石、青礞石、瓦楞子**等。

16. 处方直接写药名（或炒或炭），需调配炭制品，如**干漆、炮姜、地榆、侧柏叶、蒲黄**等。

17. 处方直接写药名（或炒或炙），需调配盐炙品，如**补骨脂、益智仁**等。

18. 用黄酒送服的中成药有**大活络丸、牛黄醒消丸、跌打丸、七厘散**等。

19. "十八反"配伍禁忌中，**甘草反甘遂、京大戟、海藻、芫花**。

20. "十八反"配伍禁忌中，**藜芦反人参、南沙参、丹参、玄参、苦参、细辛、芍药（赤芍、白芍）**。

21. 服人参等滋补药时要忌**饮茶**，高热患者忌食油。

22. 肾炎患者及水肿患者不能**吃咸**，否则会使病情加重。

23. 体虚多汗者，忌用**发汗药**，以免加重出汗而伤阴津。

24. 阳虚里寒者，忌用**寒凉药**，以免再伤阳生寒。

25. 阴虚内热者,慎用**苦寒清热药**,以免苦燥伤阴。

26. 脾胃虚寒、大便稀溏者,忌用**苦寒或泻下药**,以免再伤脾胃。

27. 火热内炽和阴虚火旺者,忌用**温热药**,以免助热伤阴。

28. 邪实而正不虚者,忌用**补虚药**,以免闭门留邪。

29. 表邪未解者,忌用**固表止汗药**,以免妨碍发汗解表。

30. 虚喘、高血压及失眠患者,慎用**麻黄**。

31. 湿盛胀满、水肿患者,忌用**甘草**。

32. 有肝功能障碍者,忌用**黄药子**;肾病患者,忌用**马兜铃**。

33. 哺乳期妇女不宜大量使用**麦芽**。

历年考题

【A 型题】1. 处方写延胡索,应付(　　)
A. 酒炒品　　　　　B. 清炒品
C. 麸炒品　　　　　D. 醋炙品
E. 盐炙品

【考点提示】D。处方直接写药名(或炒或炙),需调配醋炙品,如延胡索等。

【A型题】2. 服用藿香正气丸的"药引"是( )

A. 黄酒　　　　　　B. 姜汤
C. 米汤　　　　　　D. 盐水
E. 清茶

【考点提示】B。生姜具有散寒、温胃止呕作用,可用生姜切片煎汤作为"药引",如藿香正气丸、附子理中丸等可用姜汤送服,以增强疗效。

【A型题】3. 处方药名枇杷叶,调配应当付的是( )

A. 生品　　　　　　B. 酒炙品
C. 蜜炙品　　　　　D. 醋炙品
E. 姜炙品

【考点提示】C。处方直接写药名(或炒或炙),需调配蜜炙品,如枇杷叶、马兜铃等。

【A型题】4. 服用藿香正气丸宜选用的"药引"是( )

A. 姜汤　　　　　　B. 米汤
C. 盐水　　　　　　D. 黄酒
E. 芦根煎汤

【考点提示】A。生姜片煎汤作为药引,如藿香正

中药调剂操作的基本技能知识 第七章

气丸。藿香正气胶囊,在治疗呕吐时宜生姜煎汤送下,以增强止呕作用。

【A型题】5. 属"十九畏"的组药是(　　)

　A. 甘草与瓜蒌　　　　B. 郁金与丁香
　C. 乌头与半夏　　　　D. 海藻与京大戟
　E. 人参与细辛

【考点提示】 B。"十九畏"的组药包括:硫黄畏朴硝(包括芒硝、玄明粉),水银畏砒霜,狼毒畏密陀僧,巴豆(包括巴豆霜)畏牵牛子(包括黑丑、白丑),丁香(包括母丁香)畏郁金,川乌(包括附子)、草乌畏犀角,芒硝(包括玄明粉)畏三棱,官桂畏石脂,人参畏五灵脂。

【A型题】6. 妊娠慎用的中药是(　　)

　A. 桂枝　　　　　　　B. 麻黄
　C. 防风　　　　　　　D. 连翘
　E. 黄芩

【考点提示】 A。

【A型题】7. 表邪未解者忌用的中药是(　　)

　A. 固表止汗药　　　　B. 活血化瘀药

C. 苦寒清热药 D. 淡渗利湿药

E. 涩肠止泻药

【考点提示】A。表邪未解者,忌用固表止汗药,以免妨碍发汗解表。

【A 型题】8. 妊娠慎用的中成药是(　　)

A. 六味地黄丸 B. 牛黄上清丸

C. 香砂养胃丸 D. 天王补心丸

E. 九味羌活丸

【考点提示】B。《中国药典》收载的妊娠慎用药中,包括牛黄上清丸。

【A 型题】9. 处方一般当日有效。特殊情况下有效期可延长,但最长不得超过(　　)

A. 2 天 B. 3 天

C. 5 天 D. 7 天

E. 10 天

【考点提示】B。处方一般以当日有效,特殊情况下需延长有效期的,由开具处方的医师注明有效期,但最长不得超过 3 天。

【A 型题】10. 处方写"锦纹"应附(　　)

A. 槟榔 B. 南沙参
C. 大黄 D. 杜仲
E. 肉苁蓉

【考点提示】C。本题考查的是中药饮片的别名,锦纹是大黄的别名,故答案选C。

【A型题】11. 中药番红花的正名是( )
A. 红花 B. 藏红花
C. 西红花 D. 草红花
E. 红蓝花

【考点提示】C。中药番红花、藏红花的正名西红花。

【A型题】12. 中药七叶一枝花的正名是( )
A. 蚤休 B. 紫参
C. 玉果 D. 重楼
E. 草河车

【考点提示】D。重楼的别名是七叶一枝花、蚤休、草河车。

【A型题】13. 某女,28岁。已妊娠2月,因关节痛就诊,医师处方时应禁用的中药是( )
A. 川芎 B. 丹参

C. 莪术 D. 当归
E. 苍术漂

【考点提示】C。《中国药典》收载的妊娠禁用中药中有莪术。

【B型题】(14~15题共用备选答案)
A. 淫羊藿 B. 天冬
C. 华山参 D. 滑石
E. 商陆

14. 孕妇禁用的中药是（　　）
15. 孕妇慎用的中药是（　　）

【考点提示】E、C。《中国药典》（2015年版一部）收载的妊娠禁用中药有：丁公藤、三棱、干漆、土鳖虫、大皂角、千金子、千金子霜、川乌、马钱子、马钱子粉、马兜铃、天山雪莲、天仙子、天仙藤、巴豆、巴豆霜、水蛭、甘遂、朱砂、全蝎、红粉、芫花、两头尖、阿魏、京大戟、闹羊花、草乌、牵牛子、轻粉、洋金花、莪术、猪牙皂、商陆、斑蝥、雄黄、黑种草子、蜈蚣、罂粟壳、麝香。《中国药典》（2015年版一部）收载的妊娠慎用中药有：人工牛黄、三七、大黄、川牛膝、制川乌、小驳骨、飞扬草、王不留行、天花粉、天南星、制天南星、天然冰片（右旋龙脑）、木鳖子、牛黄、牛膝、片姜黄、艾片（左旋龙脑）、白附子、玄明粉、芒硝、西红花、肉桂、华山参、冰片（合成龙脑）、红花、芦荟、苏木、牡丹皮、体外培育牛黄、皂矾、没药、附子、苦楝皮、郁李仁、虎杖、金铁锁、乳香、卷柏、制草乌、草乌叶、枳壳、枳实、禹州漏芦、禹余粮、急性子、穿山甲、桂枝、桃仁、凌霄花、益母草、通草、黄蜀葵花、常山、硫黄、番泻叶、蒲黄、漏芦、赭石、薏苡仁、瞿麦、蟾酥。

【B型题】（16～19题共用备选答案）

A. 开窍药　　　　　　B. 苦寒药
C. 熄风药　　　　　　D. 涩肠药
E. 淡渗利湿药

16. 脱证神昏者，忌用（　　）
17. 脾虚便溏者，忌用（　　）
18. 阴虚津亏者，忌用（　　）
19. 湿热泻痢者，忌用（　　）

【考点提示】A、B、E、D。脱证神昏者，忌用香窜的开窍药，以免耗气伤正。脾胃虚寒、大便稀溏者，忌用苦寒或泻下药，以免再伤脾胃。阴虚津亏者，忌用淡渗利湿药，以免加重津液的耗伤。湿热泻痢者，忌用涩肠止泻药，以免妨碍清热解毒、燥湿止痢。

中药学综合知识与技能

【B型题】（20～21题共用备选答案）

A. 六应丸与紫雪散

B. 胆宁片与妙济丸

C. 天麻丸与苏合香丸

D. 牛黄解毒片与金匮肾气丸

E. 附子理中丸与参茸卫生丸

20. 因配伍禁忌不宜合用的药组是(　　)

21. 因证候禁忌不宜合用的药组是(　　)

【考点提示】B、D。

【B型题】（22～23题共用备选答案）

A. 煅炙品　　　　　　B. 蜜炙品

C. 醋炙品　　　　　　D. 盐炙品

E. 烫炙品

22. 处方名益智仁，调剂时应付(　　)

23. 处方名延胡索，调剂时应付(　　)

【考点提示】D、C。处方直接写药名（或炒或炙），需调配盐炙品，如补骨脂、益智仁等。处方直接写药名（或炒或炙），需调配醋炙品，如延胡索等。

【B型题】（24～25题共用备选答案）

A. 瓜蒌 　　　　　　B. 白芍
C. 丹参 　　　　　　D. 甘草
E. 乌头

根据中药"十八反"

24. 与海藻相反的中药是（　　）
25. 与半夏相反的中药是（　　）

【考点提示】 D、E。甘草反甘遂、京大戟、海藻、芫花。乌头（川乌、附子、草乌）反半夏、瓜蒌（全瓜蒌、瓜蒌皮、瓜蒌仁、天花粉）、贝母（川贝、浙贝）、白蔹、白及。

【B型题】（26～28题共用备选答案）

A. 炒焦品　　　　　B. 麸炒品
C. 清炒品　　　　　D. 酒炒品
E. 炒炭品

26. 处方名王不留行，调配时应付（　　）
27. 处方名莱菔子，调配时应付（　　）
28. 处方名枳壳，调配时应付（　　）

【考点提示】 C、C、B。处方直接写药名（或炒），需调配清炒品，如紫苏子、莱菔子、谷芽、麦芽、王不留行、酸枣仁、蔓荆子、苍耳子、牛蒡子、白芥子等。处方直接写药名（或炒），需调配麸炒品，如僵蚕、白术、枳壳等。

【B型题】（29~30题共用备选答案）
A. 甘草　　　　　　B. 丹参
C. 升麻　　　　　　D. 乌头
E. 麻黄

根据中药证候禁忌理论
29. 体虚多汗者忌用(　　)
30. 湿盛水肿者忌用(　　)

【考点提示】E、A。体虚多汗者忌用发汗力较强的麻黄。湿盛胀满、水肿患者，忌用甘草。

【B型题】（31~32题共用备选答案）
A. 炭制品　　　　　B. 麸炒品
C. 醋炙品　　　　　D. 盐炙品
E. 清炒品

某女，25岁。月经量多，淋漓不断，色淡质稀，气短懒言，四肢不温，舌淡胖，苔薄白，脉缓弱。中医诊断为崩漏，证属脾不统血，治以固冲汤（白术、黄芪、煅龙骨、煅牡蛎、山茱萸、白芍、海螵蛸、茜草根、蒲黄、五倍子）。

31. 该处方中的白术，调配时应付(　　)
32. 该处方中的蒲黄，调配时应付(　　)

【考点提示】B、A。需调配麸炒品，如僵蚕、白术、枳壳等。需调配炭制品，如干漆、炮姜、地榆、侧柏叶、蒲黄等。

第三节　处方调配与复核

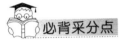
必背采分点

1. 常用药物应放在斗架的<u>中上层</u>，便于调剂操作。

2. 质地较轻且用量较少的药物，应放在<u>斗架的高层</u>。如月季花、白梅花与佛手花；玫瑰花、代代花与厚朴花；地骨皮、千年健与五加皮；络石藤、青风藤与海风藤；密蒙花、谷精草与木贼草等。

3. 质地沉重的矿石、化石、贝壳类药物和易于造成污染的药物（如炭药），多放在斗架<u>较下层</u>。

4. 质地松泡且用量较大的药物，多放在斗架<u>最底层的大药斗内</u>。如芦根与茅根；茵陈与金钱草；白花蛇舌草与半枝莲；灯心草与通草；竹茹与丝瓜络；薄荷与桑叶；荷叶与荷梗。

5. 将同一处方中经常一起配伍应用的，如"相须""相使"配伍的饮片、处方常用的"药对"药物可同放于<u>一个斗中</u>。

6. 属于配伍禁忌的药物，不能装于一斗或上下药斗中。如**甘草与京大戟、甘遂、芫花；藜芦与丹参、南沙参、玄参、苦参、白芍、赤芍、细辛**不能装于一斗或上下药斗中。

7. **丁香（包括母丁香）与郁金（黄郁金、黑郁金）；芒硝（包括玄明粉）与荆三棱；肉桂（官桂）与石脂（赤石脂）**均不宜放在一起。

8. 药名相近，但性味功效不同的饮片不应排列在一起，如**附子与白附子，藜芦与漏芦，天葵子与冬葵子**等。

9. 同一植物来源但不同部位入药的并且功效不相同的饮片不能排列在一起，如**麻黄与麻黄根**。

10. 有恶劣气味不能与其他药物装于一个药斗中的药是**阿魏、鸡矢藤**等。

11. 中药计量工具是中药称重的衡器，中药调剂工作中最常用的是传统的**戥称（又称戥子）**，其次是分厘戥、盘秤、勾秤、台秤、天平及字盘秤，乃至现代电子秤的使用。

12. 一方多剂的处方应按**"等量递减""逐剂复戥"**的原则进行称量分配。

13. 调配含有毒性中药饮片的处方，每次处方剂量不得超过**二日极量**，对处方未注明"生用"的，应给付炮制品。

中药调剂操作的基本技能知识 第七章

历年考题

【A型题】1. 功效不同,不可放于一个斗中的是(　　)

　A. 板蓝根和大青叶　　B. 当归和川芎

　C. 萹蓄和瞿麦　　D. 当归和独活

　E. 牡丹皮和赤芍

【考点提示】D。当归与独活是形状类似而功效不同的药物,所以不能放在同一药斗中。

【A型题】2. 调配饮片时,每剂中药的重量误差应控制在(　　)

　A. ±1%以内　　B. ±2%以内

　C. ±3%以内　　D. ±5%以内

　E. ±10%以内

【考点提示】D。

【B型题】(3~4题共用备选答案)

　A. 逍遥丸　　B. 五子衍宗丸

　C. 桂枝茯苓丸　　D. 六味地黄丸

　E. 骨刺宁胶囊

3. 孕妇禁用的中成药是(　　)

4. 孕妇慎用的中成药是(　　)

· 197 ·

中药学综合知识与技能

【考点提示】E、C。

【X型题】5. 中药饮片调配后,必须经药师复核无误后方可发出,调配复核的内容有(　　)

A. 核对处方的药味及剂数是否相符

B. 复核有无错味、漏味、多味

C. 审查药品质量有无虫蛀,霉变

D. 审查调配处方有无乱代乱用现象

E. 对需特味煎煮的药味是否单包并注明用法

【考点提示】ABCDE。中药饮片调配后,必须经复核后方可发出。核对调配好的药品是否与处方所开药味及剂数相符,有无错味、漏味、多味和掺杂异物,每剂药的剂量误差应小于±5%。必要时要复称。还需审查有无相反(十八反、十九畏)药物、妊娠禁忌药物,毒麻药有无超量。毒性中药、贵细药品的调配是否得当。对于需特殊煎煮或处理的药味如先煎、后下、包煎、烊化、另煎、冲服等是否单包并注明用法。审查药品质量,保证无伪劣饮片,审查有无虫蛀、发霉变质,有无生炙不分或以生代炙,整药、籽药应捣未捣,调配处方有无乱代乱用等现象。如发现问题及时调换。复核检查无误后,必须签字,若为散抓饮片,复核无误后方可包装药品。外用药应使用专用包装,

第四节　发　药

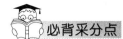

1. 发药人员首先核对**取药凭证**，应问清患者姓名、注意区分姓名相同相似者，防止错发事故。
2. 中药饮片应核对**药品贴数**，中成药则要核对**药品种类和数量**，并核查药品有效期。
3. 含**毒麻药品的处方应留存**，整理登记，备查。
4. 中成药和西药，应相隔**半小时左右**服用。

第五节　中药汤剂

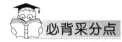

1. 为便于煎出有效成分，在煎煮前先加冷水将饮片**浸泡20~30分钟**，使药材充分吸收水分。
2. 加水量多少受饮片的重量、质地等影响，一般用

水量以高出药面 **3~5cm** 为宜，第二煎则应酌减。

3. 煎煮用火应遵循"**先武后文**"的原则。解表药多用武火，补虚药多用文火。

4. 中药煎煮一般分为第一煎、第二煎。一般药第一煎沸后煎 **20 分钟** 为宜，第二煎药沸后煎 **15 分钟** 为宜；解表药一般第一煎沸后用武火煎 **10~15 分钟** 为宜，第二煎沸后煎 **5~10 分钟** 为宜；而滋补药一般第一煎沸后煎 **30 分钟**，第二煎沸后煎 **20 分钟** 为宜。

5. 每剂药的总煎出量：**成人 400~600mL，儿童 100~300mL，分 2~3 次** 服用。

6. 挤出的残液量不超出残渣总重量的 **20%**。

7. 煎药切忌使用**铁、铝制**等器皿，煎好的药液也应避免与这类器皿直接接触，以免发生化学反应，损害人体健康。

8. 矿物、动物骨甲类饮片，因其质地坚硬，有效成分不易煎出，故应**打碎先煎 20 分钟**，方可与其他药物同煎。如生蛤壳、生龙骨、生龙齿、生紫石英、生寒水石、生石决明、生珍珠母、生瓦楞子、鳖甲、龟甲、鹿角霜、生磁石、生牡蛎、生石膏、生赭石、自然铜等。

9. 某些有毒饮片，一般应先煎 **1~2 小时**达到降低毒性或消除毒性的目的。如含有毒成分乌头碱的生川乌、生草乌或制附子。

10. 气味芳香类饮片，因其含挥发成分故不宜煎煮时间过久，以免其有效成分散失，一般在其他群药煎好前 5~10 分钟入煎即可。如**降香、沉香、薄荷、砂仁、白豆蔻、鱼腥草**等。

11. 久煎后有效成分易被破坏的饮片，一般在其他群药煎好前 10~15 分钟入煎即可。如**钩藤、苦杏仁、徐长卿、生大黄、番泻叶**等。

12. 含黏液质较多的饮片，包煎后可避免在煎煮过程中黏糊锅底。如**车前子、葶苈子**等。

13. 富含绒毛的饮片，包煎后可避免脱落的绒毛混入煎液后刺激咽喉引起咳嗽。如**旋覆花、枇杷叶**等。

14. 花粉等微小饮片，因总表面积大，疏水性强，故也宜包煎，以免因其漂浮而影响有效成分的煎出。如**蒲黄、海金沙、蛤粉、六一散**等。

15. 不宜与群药同煎需烊化（溶化）的药有**阿胶、鳖甲胶、鹿角胶、龟鹿二仙胶**等。

16. 人参、西洋参、西红花等质地较疏松者，通常需**另煎 30~40 分钟**。而羚羊角、水牛角等质地坚硬者，则应**单独煎煮 2~3 小时**。

17. 宜兑服的药有**黄酒、竹沥水、鲜藕汁、姜汁、梨汁、蜂蜜**等。

18. 宜冲服的有**雷丸、蕲蛇、羚羊角、三七、琥珀、**

鹿茸、紫河车、沉香、金钱白花蛇**等。

19. 对于质地松泡、用量较大，或泥土类不易滤净药渣的药物，可先煎 15～25 分钟，去渣取汁，再与其他药物同煎，如**葫芦壳、灶心土**等。

20. 需"用时捣碎"的临方炮制常用药有**牛蒡子、瓜蒌子、芥子、决明子、豆蔻、苦杏仁、草果、草豆蔻、栀子、砂仁、牵牛子、桃仁、益智仁、酸枣仁**等。

历年考题

【A 型题】1. 某男，大便下血，血色黯淡，四肢不温，面色萎黄，舌淡苔白，脉沉细无力。辨证为便血，脾胃虚寒证，医师处以黄土汤加减。方中宜煎汤代水的中药是（　　）

A. 阿胶　　　　　　B. 甘草
C. 制附子　　　　　D. 灶心土
E. 地黄

【考点提示】D。质地松泡、用量较大，或泥土类不易滤净药渣的药物，可先煎 15～25 分钟，去渣取汁，再与其他药物同煎，如葫芦壳、灶心土等。

【B 型题】（2～3 题共用备选答案）

A. 另煎　　　　　　B. 先煎

C. 包煎   D. 后下

E. 捣碎同煎

某女,65岁。大便时溏时泻,水谷不化,稍进油腻之物则大便次数增多,面色萎黄,肢倦乏力。中医辨证为脾胃气虚,治以参苓白术散(人参、茯苓、白术、桔梗、山药、炙甘草、白扁豆、莲子肉、砂仁、薏苡仁)。执业药师发药时,需向患者说明煎药方法。

2. 方中砂仁的特殊煎法是( )

3. 方中人参的特殊煎法是( )

【考点提示】D、A。气味芳香类饮片,因其含挥发性成分故不宜煎煮时间过久,以免其有效成分散失,一般在其他群药煎好前5~10分钟入煎即可。如降香、沉香、薄荷、砂仁、白豆蔻、鱼腥草等。一些贵重中药饮片,为使其成分充分煎出,减少其成分被其他药渣吸附引起的损失,需先用另器单独煎煮取汁后,再将渣并入其他群药合煎,然后将前后煎煮的不同药液混匀后分服。如人参、西洋参、西红花等质地较疏松者,通常需另煎30~40分钟。

【B型题】(4~6题共用备选答案)

A. 薄荷   B. 阿胶

C. 蒲黄   D. 鹿角霜

E. 人参
4. 先煎的中药是(　　)
5. 后下的中药是(　　)
6. 包煎的中药是(　　)

【考点提示】 D、A、C。先煎的中药有矿物、动物骨甲类饮片，如生蛤壳、生龙骨、生龙齿、生紫石英、生寒水石、生石决明、生珍珠母、生瓦楞子、鳖甲、龟甲、鹿角霜、生磁石、生牡蛎、生石膏、生赭石、自然铜；毒饮片，如生川乌、生草乌或制附子。后下的中药有气味芳香类饮片，如降香、沉香、薄荷、砂仁、白豆蔻、鱼腥草等；久煎后有效成分易被破坏的饮片，如钩藤、苦杏仁、徐长卿、生大黄、番泻叶等。含黏液质较多的饮片，如车前子、葶苈子等；富含绒毛的饮片，如旋覆花、枇杷叶等；花粉等微小饮片，如蒲黄、海金沙、蛤粉、六一散等。

【B型题】 (7~8题共用备选答案)

A. 人参　　　　B. 阿胶
C. 钩藤　　　　D. 海金沙
E. 鹿角霜

中药汤剂煎煮时
7. 需后下的饮片是(　　)
8. 需包煎的饮片是(　　)

中药调剂操作的基本技能知识　第七章

【考点提示】C、D。

【B型题】(9~10题共用备选答案)
　　A. 烊化　　　　　　　B. 兑服
　　C. 另煎　　　　　　　D. 冲服
　　E. 煎汤代水
　9. 中药处方中含有竹沥水，正确的使用方法是(　　)
　10. 中药处方中含有西红花，正确的使用方法是(　　)

【考点提示】B、C。兑服：对于液体中药，放置其他药中煎煮，往往会影响其成分，故应待其他药物煎煮去渣取汁后，再行兑入服用，如黄酒、竹沥水、鲜藕汁、姜汁、梨汁、蜂蜜等。煎汤代水：对于质地松泡、用量较大，或泥土类不易滤净药渣的药物，可先煎15~25分钟，去渣取汁，再与其他药物同煎，如葫芦壳、灶心土等。

第六节　特殊中药处方的调剂

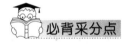

1. 雄黄用量为 **0.05~0.1g**。
2. 生附子用量为 **3~15g**。

3. 按麻醉药管理的饮片只有一味**罂粟壳**。

4. 含有毒性中药饮片的处方，每次处方剂量不得超过**2日极量**。

5. 罂粟壳必须凭有麻醉药处方权的执业医师签名的**淡红色麻醉药处方**方可调配，应于群药中，且与群药一起调配，不得单方发药，每张处方不得超过3日用量，连续使用不得超过7天，成人一次的常用量为每天**3～6g**。处方保存3年备查。

6. 2015年版《中国药典》载有毒性药材和饮片共计**83种**，其中有大毒的饮片**10种**。

7. 对存在"十八反"、"十九畏"、妊娠禁忌、超过常用剂量等可能引起用药安全问题的处方，应当由处方医生确认**"双签字"**或重新开具处方后方可调配。

历年考题

【B型题】（1～2题共用备选答案）

A. 1～3g   B. 2～5g
C. 3～6g   D. 3～9g
E. 5～9g

1. 《中国药典》规定，北豆根的内服用量应是（　　）
2. 《中国药典》规定，山豆根的内服用量应是（　　）

【考点提示】D、C。《中国药典》规定，北豆根的内服用量是3~9g。《中国药典》规定，山豆根的内服用量是3~6g。

【B型题】（3~4题共用备选答案）

A. 1~3g　　　　　　　B. 3~6g
C. 3~9g　　　　　　　D. 5~9g
E. 6~9g

3. 水蛭的内服用量是（　　）
4. 全蝎的内服用量是（　　）

【考点提示】A、B。

【X型题】5. 关于罂粟壳使用管理要求的规定，下列正确的有（　　）

A. 处方须有麻醉药处方权的执业医师签名
B. 须使用麻醉药专用处方方可调配
C. 成人一次正常用量为每天3~6g
D. 每张处方不得超过7日用量
E. 须与群药一起调配

【考点提示】ABCDE。罂粟壳必须凭有麻醉药处方权的执业医师签名的淡红色麻醉药处方方可调配，应于群药中，且与群药一起调配，不得单方发药，每张处方不得超过3日用量，连续使用不得超过7天，成人一次的常用量为每天3~6g。处方保存3年备查。

第八章　中药的贮藏与养护

第一节　中药的质量变异现象

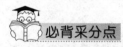

1. 最易生虫饮片有<u>白芷、北沙参、薏苡仁、柴胡、大黄、鸡内金</u>等。

2. 较易霉变饮片有<u>牛膝、天冬、马齿苋、菊花、蕲蛇、五味子、人参、独活、紫菀</u>等。

3. 含挥发油的饮片是<u>当归、苍术</u>等。含脂肪油的饮片有<u>柏子仁、桃仁、杏仁</u>等。

4. 含糖量多的饮片，常因受潮而造成返软而"走油"，如<u>牛膝、麦冬、天冬、熟地黄、黄精</u>等。

5. 由于保管不善，饮片的颜色由浅变深的有<u>泽泻、白芷、山药、天花粉</u>等。

6. 有些饮片由深变浅，如<u>黄芪、黄柏</u>等。

7. 有些饮片由鲜艳变暗淡，如<u>红花、菊花、金银</u>

花、腊梅花等花类药。

8. 环境温度过高，气味逐渐散失的饮片是**肉桂、沉香**等。

9. **豆蔻、砂仁粉碎后气味会逐渐挥发散失**。

10. 易风化的饮片有**胆矾、硼砂、芒硝**等。

11. 易潮解的饮片有**青盐、咸秋石、芒硝**等。

12. 易粘连的饮片有**芦荟、没药、乳香、阿魏、鹿角胶、龟甲胶、天冬、熟地黄**等。

13. 易腐烂的饮片有**鲜生姜、鲜生地黄、鲜芦根、鲜石斛**等。

14. 易虫蛀的常见剂型有**蜜丸、水丸、散剂**等。

15. 易霉变的常见剂型有**蜜丸、膏滋、片剂**等。

16. 易发生酸败的剂型有**合剂、酒剂、煎膏剂、糖浆剂、软膏剂**等。

17. 易发生挥发的剂型有**芳香水剂、酊剂**等。

18. 易沉淀的剂型有**药酒、口服液、注射液**等。

历年考题

【A 型题】1. 下列极易泛油的是(   )
  A. 苦参　　　　　　B. 当归
  C. 厚朴　　　　　　D. 板蓝根
  E. 何首乌

【考点提示】B。当归含有很多的挥发油,易泛油,故答案选B。

【B型题】(2~3题共用备选答案)
A. 乳香　　　　　　　B. 牛膝
C. 肉桂　　　　　　　D. 黄芪
E. 青皮
2. 饮片贮存过程中,易泛油的是(　　)
3. 饮片贮存过程中,易变色的是(　　)

【考点提示】B、D。含糖量多的饮片,常因受潮而造成返软而"走油",如牛膝、麦冬、天冬、熟地黄、黄精等。黄芪、黄柏等饮片贮存过程中,颜色由深变浅。

【X型题】4. 贮存中易发生酸败的剂型是(　　)
A. 蜜丸　　　　　　　B. 合剂
C. 酒剂　　　　　　　D. 水丸
E. 糖浆剂

【考点提示】BCE。贮存中易发生酸败的剂型:合剂、酒剂、煎膏剂、糖浆剂、软膏剂

中药的贮藏与养护 **第八章**

第二节　引起中药质量变异的因素

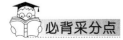

1. 目前，测定饮片含水量的方法很多，主要有<u>烘干法、甲苯法、减压干燥法、气相色谱法</u>等。

2. 一般炮制品的绝对含水量应控制在<u>7%～13%</u>，贮存环境的相对湿度应控制在35%～75%。

3. 一般室温在<u>20～35℃</u>，相对湿度在75%以上，霉菌极易萌发为菌丝，发育滋长，使淡豆豉、瓜蒌、肉苁蓉等饮片发生霉变、腐烂变质而失效。

4. 温度在18～35℃，药材含水量达<u>13%以上及空气的相对湿度在70%以上</u>时，最利于常见害虫的繁殖生长。

5. 中药常用的包装有<u>陶瓷容器、玻璃容器、金属容器、木质容器、纸及硬纸包装、塑料包装</u>等。

6. 容器密封方法一般有<u>封盖法、塞口法、泥头密封、熔蜡密封、热合密封及粘贴密封</u>等。

历年考题

【A型题】1. 一般重要炮制品的绝对含水量应控制

在（　　）

A. 5%~10%　　　　　B. 5%~13%

C. 7%~10%　　　　　D. 7%~13%

E. 7%~15%

【考点提示】D。一般炮制品的绝对含水量应控制在7%~13%，贮存环境的相对湿度应控制在35%~75%。

【A型题】2. 一般中药炮制品贮存环境的相对湿度应控制在（　　）

A. 30%~65%　　　　B. 30%~75%

C. 35%~65%　　　　D. 35%~75%

E. 40%~70%

【考点提示】D。贮存环境的相对湿度应控制在35%~75%。

第三节　中药贮藏

必背采分点

1. 遮光系指**用不透光的容器包装**，例如棕色容器或黑色包装材料包裹的无色透明、半透明容器。

2. 密闭系指**将容器密闭**，以防止尘土及异物进入。

3. 密封系指**将容器密封**，以防止风化、吸潮、挥发或异物进入。

4. 熔封或严封系指**将容器熔封或用适宜的材料严封**，以防止空气和水分的侵入并防止污染。

5. 阴凉处系指**不超过 20℃**的环境。

6. 凉暗处系指**避光并不超过 20℃**的环境。

7. 冷处系指**2 ~ 10℃**的环境。

8. 常温系指**10 ~ 30℃**的环境。

9. 储存药品相对湿度为**35% ~ 75%**。

10. 储存药品应当按照要求采取**避光、遮光、通风、防潮、防虫、防鼠**等措施。

11. 含淀粉多的药材和饮片，如泽泻、山药、葛根等，应贮于**通风、干燥处**，以防虫蛀。

12. 含挥发油多的药材和饮片，如薄荷、当归、川芎、荆芥等，应置**阴凉、干燥处**贮存。

13. 含糖分及黏液质较多的饮片，如肉苁蓉、熟地黄、天冬、党参等，应贮于**通风干燥处**。

14. 种子类药材因炒制后增加了香气，如紫苏子、莱菔子、薏苡仁、扁豆等，**应密闭贮藏于缸、罐中**。

15. 动物类药材易生虫和泛油，并且有腥臭气味，应**密封保存**，四周无鼠洞，并有通风设备，阴凉贮存。

16. 加酒炮制的当归、常山、大黄等饮片，加醋炮制的芫花、大戟、香附、甘遂等饮片，均应**贮于密闭容器中，置阴凉处贮存**。

17. 盐炙的泽泻、知母、车前子、巴戟天等饮片，很容易吸收空气中的湿气而受潮，若温度过高盐分就会从表面析出，故应贮于**密闭容器内，置通风干燥处贮存**。

18. 蜜炙的款冬花、甘草、枇杷叶等饮片，易被污染、虫蛀、霉变或鼠咬，通常**密闭贮于缸、罐内，并置通风、干燥处贮存**，以免吸潮。

19. 某些矿物类饮片如硼砂、芒硝等，应贮于**密封的缸、罐中**，并置于凉爽处贮存。

20. 牛黄宜瓶装，在霉季时放入**石灰缸中**，以防受潮霉变。

21. 人参极易受潮、发霉、虫蛀、泛油、变色，在霉季也应放入**石灰箱内贮存**。

22. 易升华饮片有**樟脑、薄荷脑、冰片**。

23. 丸剂可分为**蜜丸、水丸、糊丸、浓缩丸、蜡丸**等。

24. 蜜丸一般应**密封后，贮存于干燥处**，应防潮、防霉变、防虫蛀。

25. 含有挥发性成分的散剂，应用**玻璃管或玻璃瓶**

装，塞紧，沾蜡封口。

26. 内服的膏剂多叫**煎膏剂**（俗称膏滋）；外用的膏剂分为药膏（软膏剂）和膏药两种。

27. 煎膏剂，如枇杷膏、益母草膏等，应**密封，置阴凉处贮存**。

28. 软膏剂应在**遮光容器中密闭保存**，置于阴凉、干燥处。

29. 合剂应**密封，置阴凉处贮存**。

30. 颗粒剂应**密封，在干燥处贮存**，防止受潮。

31. 胶囊剂容易吸收水分，轻者可**膨胀，胶囊表面浑浊**，严重时可发霉、粘连，甚至软化、破裂。

32. 注射用无菌粉末应密封于**西林瓶中**，遮光，并应按说明书规定的条件贮藏。

33. 栓剂的基质是**可可豆脂或甘油明胶等低熔点的物质**，遇热容易软化变形。

34. 栓剂在贮藏中，应以**蜡纸、锡纸包裹，放于纸盒内或装于塑料或玻璃瓶中**，注意不要挤压，以免互相接触发生粘连或变形。宜置于室内阴凉干燥处。

历年考题

【A 型题】1. 因易泛油而需置阴凉干燥处贮存的饮片是(　　)

A. 山药 B. 苦参
C. 半夏 D. 当归
E. 黄柏

【考点提示】D。挥发油多的药材和饮片,如薄荷、当归、川芎、荆芥等,贮藏时室温不可太高,否则容易走失香气或泛油,应置阴凉、干燥处贮存。

【B型题】(2~3题共用备选答案)
A. 大蒜 B. 冰片
C. 黑豆 D. 花椒
E. 荜澄茄

2. 宜与蛤蚧对抗贮存的是(　　)
3. 宜与土鳖虫对抗贮存的是(　　)

【考点提示】D、A。宜与蛤蚧对抗贮存的是花椒、吴茱萸、荜澄茄。宜与土鳖虫对抗贮存的是大蒜。

【B型题】(4~5题共用备选答案)
A. 不超过20℃ B. 避光且不超过20℃
C. 2~10℃ D. 10~30℃
E. 2~8℃

4. 冷处所指环境条件是(　　)
5. 阴凉处所指环境条件是(　　)

中药的贮藏与养护 **第八章**

【考点提示】 C、A。冷处系指2～10℃的环境。阴凉处系指不超过20℃的环境。

【B型题】（6~7题共用备选答案）

A. 天冬　　　　　　B. 黄柏
C. 香薷　　　　　　D. 栀子
E. 党参

6. 易失去气味的饮片是（　　）

7. 易生虫的饮片是（　　）

【考点提示】 C、E。易失去气味的饮片有广藿香、香薷、紫苏、薄荷、佩兰、荆芥、细辛、肉桂、花椒、月季花、玫瑰花、吴茱萸、八角茴香、丁香、檀香、沉香、厚朴、独活、当归、川芎。

【B型题】（8~9题共用备选答案）

A. 阴暗处　　　　　B. 密闭容器内
C. 避光阴凉处　　　D. 通风干燥处
E. 凉暗处

8. 含糖分多的饮片，应贮存于（　　）

9. 炒制后的种子类饮片，应贮存于（　　）

【考点提示】 D、B。含糖分及黏液质较多的饮片，如肉苁蓉、熟地黄、天冬、党参等，应贮于通风干燥处。种子类药材因炒制后增加了香气，如紫苏子、莱菔子、薏苡仁、白扁豆等，若包装不坚固则易受虫害及鼠咬，故应密闭贮藏于缸、罐中。

第四节　中药养护

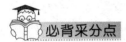

1. 传统中药养护法包括：**清洁养护法、除湿养护法、密封（密闭）养护法、低温养护法、高温养护法、对抗贮存法**。

2. **清洁卫生**是防止仓虫入侵的最基本和最有效的方法。

3. 常采用的干燥剂有**生石灰块、无水氯化钙**。

4. 生石灰块，吸潮率可达**20%~25%**，是传统养护方法中一种主要的吸潮剂。

5. 无水氯化钙，吸潮率可达**100%~120%**。

6. 一般蛀虫在环境温度**8~10℃**停止活动，在-4~-8℃进入冬眠状态，温度低于-4℃经过一定时间，可以使害虫致死。

7. **哈蟆油、银耳、人参、菊花、山药、枸杞子、陈

皮等宜冷藏，冷藏最好在霉季前进行，并且过了霉季才可以出库，同时温度不能低于2℃，以免影响饮片的质量。

8. 一般情况下，温度高于40℃，蛀虫就停止发育、繁殖，当温度高于**50℃**时，蛀虫将在短时间内死亡。

9. 含挥发油的饮片烘烤时温度不宜超过**60℃**，以免影响饮片的质量。

10. 动物、昆虫类饮片，如乌梢蛇、地龙、蛤蚧等可喷洒少量**95％药用乙醇或50°左右的白酒**密封养护，也可达到良好防蛀、防霉效果。

11. 油脂类中药及炮制品，如**柏子仁、桃仁、枣仁**等也可喷洒少量95％药用乙醇或50°左右的白酒密封养护。

12. 凡不易吸收远红外线的药材或太厚（大于10mm）的药材，均不宜用**远红外辐射干燥**。

13. 含糖类饮片，如**枸杞子、龙眼肉、黄芪、大枣**等；贵重饮片，如**冬虫夏草、鹿茸**等；含挥发油类饮片，如**当归、川芎、瓜蒌**等，均可喷洒少量95％药用乙醇或50°左右的白酒密封养护，也可达到良好防蛀、防霉效果。

14. 微波加热器温度不宜过高，时间不宜过长，在温度60℃以上时，经**1~2分钟**即可。

15. 聚乙烯不宜用蒸汽灭菌，最适宜用**环氧乙烷混合气体**灭菌。

中药学综合知识与技能

16. 超高温瞬间灭菌是将灭菌物迅速加热到150℃，经**2~4秒**的瞬间完成灭菌。

17. 采用中药挥发油熏蒸防霉技术时，因**荜澄茄、丁香**挥发油的效果最佳，可起到防霉效果。

历年考题

【A型题】1. 中药养护中吸湿防潮法可采用的干燥剂是（　　）

A. 干冰　　　　　B. 生石灰

C. 熟石灰　　　　D. 氯化钠

E. 氢氧化钙

【考点提示】B。生石灰块，又名氧化钙，具有取材和使用方便、成本低、吸湿率高等特点，其吸潮率可达20%~25%，是传统养护方法中一种主要的吸潮剂。

【B型题】（2~3题共用备选答案）

A. 花椒　　　　　B. 藏红花

C. 细辛　　　　　D. 泽泻

E. 牡丹皮

采用对抗贮存法养护中药时

2. 可用于冬虫夏草同贮的是（　　）

3. 可与蛤蚧同贮的是（　　）

中药的贮藏与养护 第八章

【考点提示】B、A。异性对抗驱虫养护,是采用两种或两种以上药物同贮,相互克制,起到防止虫蛀、霉变的养护方法。一般适用于数量不多的药物,如牡丹皮与泽泻、山药同贮,蛤蚧与花椒、吴茱萸或荜澄茄同贮,蕲蛇或白花蛇与花椒或大蒜瓣同贮,土鳖虫与大蒜同贮,人参与细辛同贮,冰片与灯心草同贮,硼砂与绿豆同贮,藏红花与冬虫夏草同贮等。

【B型题】(4~5题共用备选答案)
  A. 泽泻   B. 西红花
  C. 细辛   D. 灯心草
  E. 花椒
  4. 按照对抗贮存法,宜与蕲蛇同贮的是(   )
  5. 按照对抗贮存法,宜与人参同贮的是(   )

【考点提示】E、C。对抗贮存法也称异性对抗驱虫养护,是采用两种或两种以上药物同贮,相互克制起到防止虫蛀、霉变的养护方法。一般适用于数量不多的药物,如牡丹皮与泽泻、山药同贮,蛤蚧与花椒、吴茱萸或荜澄茄同贮,蕲蛇或白花蛇与花椒或大蒜瓣同贮,土鳖虫与大蒜同贮,人参与细辛同贮,冰片与灯心草同贮,硼砂与绿豆同贮,藏红花与冬虫夏草同贮等。

第九章 中药的合理应用

第一节 合理用药概述

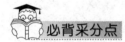

1. 合理使用中药的基本原则是<u>安全、有效、简便、经济</u>。

2. 一名合格的执业药师在建议临床医师或指导患者使用中药或中成药时,必须在<u>用药安全的前提下</u>,保证所用药物对所防治的疾病有效。

3. 不合理用药主要表现之一:<u>辨析病证不准确,用药指征不明确</u>。

4. 不合理用药主要表现之二:<u>给药剂量失准,用量过大或过小</u>。

5. 不合理用药主要表现之三:<u>疗程长短失宜,用药时间过长或过短</u>。

6. 不合理用药主要表现之四:<u>给药途径不适,未选

中药的合理应用 第九章

择最佳给药途径。

7. 不合理用药主要表现之五：**服用时间不当，不利于药物的药效发挥**。

8. 不合理用药主要表现之六：**违反用药禁忌，有悖于明令规定的配伍禁忌、妊娠禁忌、证候禁忌及服药时的饮食禁忌**。

9. 不合理用药主要表现之七：**同类重复使用，因对药物的性能不熟，或单纯追求经济效益，导致同类药重复使用**。

10. 不合理用药主要表现之八：**乱用贵重药品，因盲目自行购用，或追求经济效益，导致滥用贵重药品**。

11. **熟练地掌握中医药理论和基本知识**，是合理用药的先决条件。

12. 保证合理用药的主要措施有：**努力研习中医药学，准确辨析患者的病证，参辨患者的身体状况，确认有无药物过敏史，选择质优的饮片，合理配伍，选择适宜的给药途径及剂型，正确掌握剂量及用法，制定合理的用药时间和疗程，严格遵守用药禁忌，认真审方堵漏，详细嘱告用药宜忌，按患者的经济条件斟酌选药**。

13. 合理应用中药或中成药的根本保证是**正确的辨析病证**。

中药学综合知识与技能

历年考题

【A 型题】1. 合理用药基本原则中首要考虑的是（　　）

A. 有效
B. 安全
C. 经济
D. 使用方便
E. 便于贮存

【考点提示】B。一名合格的执业药师在建议临床医师或指导患者使用中药或中成药时，必须把保证患者用药安全放在首位。

【A 型题】2. 指导临床合理用药是执业药师的职责之一，执业药师在指导患者用药时，首先应考虑的问题是（　　）

A. 药物能否发挥疗效
B. 患者能否按医嘱用药
C. 患者能否正确用药
D. 使用的药物是否经济
E. 药物是否会产生不良反应

【考点提示】E。一名合格的执业药师在建议临床医师或指导患者使用中药或中成药时，必须把保证患者用药安全放在首位。无论所使用的药物是有毒者，还是无毒者，均应首先考虑所用药物是否安全，是否会对患者造成不良反应。

【A型题】3. 关于中成药不合理用药主要表现形式的说法，正确的有（　　）

A. 药证不符　　　　　B. 给药量途径不当
C. 给药剂量失准　　　D. 疗程长短失宜
E. 服药时间不当

【考点提示】ABCDE。不合理用药主要表现形式：①辨析病证不准确，用药指征不明确。②给药剂量失准，用量过大或过小。③疗程长短失宜，用药时间过长或过短。④给药途径不适，未选择最佳给药途径。⑤服用时间不当，不利于药物的药效发挥。⑥违反用药禁忌，有悖于明令规定的配伍禁忌、妊娠禁忌、证候禁忌及服药时的饮食禁忌。⑦同类重复使用，因对药物的性能不熟，或单纯追求经济效益，导致同类药重复使用。⑧乱用贵重药品，因盲目自行购用，或追求经济效益，导致滥用贵重药品。

【X型题】4. 合理用药的基本原则（　　）

A. 安全　　　　　B. 有效
C. 迅速　　　　　D. 简便

E. 经济

【考点提示】ABDE。合理用药的基本原则：①安全：用药安全应放在首位。②有效：保证所用药物对防治的疾病有效。③简便：用药方法要简便。④经济：用药不滥，经济实用，并有利于环境保护。

【X型题】5. 不合理用药的后果（　　）
A. 浪费医药资源　　　　B. 引发药源性疾病
C. 延误疾病治疗　　　　D. 引发药物不良反应
E. 造成医疗纠纷

【考点提示】ABCDE。不合理用药的后果包括浪费医药资源，延误疾病的治疗，引发药物不良反应及药源性疾病的发生，造成医疗事故和医疗纠纷。

第二节　中成药的联合应用

必背采分点

1. 附子理中丸与四神丸合用，可以增强温肾运脾、涩肠止泻的功效，治疗脾肾阴虚之<u>五更泄泻</u>。

2. 归脾丸与人参养荣丸同用，可明显增强补益心脾、益气养血、安神止痉的功效，治疗<u>心悸失眠</u>、眩晕健忘。

3. 用脑立清胶囊（片）与六味地黄丸合用，用于**高血压病证属肝肾阴虚、风阳上扰者**。

4. 二陈丸燥湿化痰为主方治疗湿痰咳嗽，而脾为生痰之源，辅以平胃散同用，燥湿健脾，可明显**增强二陈丸燥湿化痰之功**。

5. 乌鸡白凤丸为主药，治疗妇女气血不足、月经失调，辅以香砂六君丸，以**开气血生化之源**，增强主药的养血调经之功。

6. 二便不通、阳实水肿，可用峻下通水的舟车丸，为使峻下而不伤正气，常配合**四君子丸**同用。

7. 金匮肾气丸治疗肾虚作喘，但若久治不愈，阳损及阴，兼见咽干烦躁者，又当配麦味地黄丸、生脉散或参蛤散同用，以平调阴阳、纳气平喘，且防止**金匮肾气丸燥烈伤阴，降低副作用**。

8. 妇女宫冷不孕，需内服**艾附暖宫丸，外贴十香暖脐膏**，共奏养血调经、暖宫散寒之效。

9. 咽喉肿痛，可**内服六神丸，外用冰硼散吹喉**，共奏清热解毒、消肿利咽之效。

10. 常用生姜、大枣煎汤送服中成药，以**增强散风寒、和脾胃之功**。

11. 对于跌打损伤、风寒湿痹等证，常用**黄酒或白**

酒送服**三七粉、云南白药、三七伤药片、腰痛宁胶囊**等，以行药势，直达病所。

12. 用于治疗便秘的麻仁丸，宜用**蜂蜜冲水送服，以增其润肠和中之效**。

13. 滋阴补肾法的六味地黄丸，宜用**淡盐水送服，以取其引药入肾**。

14. 大活络丸与天麻丸合用，两者**均含附子**；朱砂安神丸与天王补心丸合用，两者**均含朱砂**，均会增加有毒药味的服用量，加大患者产生不良反应的危险性。

15. 含麻黄的中成药忌与**降血压的中成药如复方罗布麻片、降压片、珍菊降压片、牛黄降压丸**等并用；也忌与扩张冠脉的中成药如速效救心丸、山海丹、活心丹、心宝丸、益心丸、滋心阴液、补心气液等联用。

16. 含朱砂较多的中成药，如磁朱丸、更衣丸、安宫牛黄丸等与含较多还原性溴离子或碘离子的中成药如消瘿五海丸、内消瘰疬丸等长期同服，在肠内会形成有刺激性的溴化汞或碘化汞，导致**药源性肠炎、赤痢样大便**。

历年考题

【A 型题】1. 明目蒺藜丸既能明目退翳，又能（　　）
A. 解郁清热　　　　　B. 清热养血

C. 清热解毒　　　　　D. 散风止血

E. 清热散风

【考点提示】E。本题考查的是明目蒺藜丸的功能主治，清热散风，明目退翳。

【A 型题】2. 仙灵骨葆胶囊既能滋补肝肾，又能(　　)

A. 活血通络　　　　　B. 祛风通络

C. 蠲痹通络　　　　　D. 舒筋通络

E. 除湿通络

【考点提示】A。本题考查的是仙灵骨葆胶囊的功能主治，滋补肝肾，活血通络，强筋壮骨。

【A 型题】3. 木香顺气丸既能健脾和胃，又能(　　)

A. 宽中除满　　　　　B. 理气消胀

C. 行气化湿　　　　　D. 疏肝理气

E. 疏肝消滞

【考点提示】C。本题考查的是木香顺气丸的功能主治，行气化湿，健脾和胃。

【A 型题】4. 某男，56 岁。遍体浮肿，腹胀，二便不利，服用峻下逐水的舟车丸，为防伤正气，可联用的

中成药是（　　）

  A. 二陈丸　　　　　B. 麻仁丸

  C. 四君子丸　　　　D. 附子理中丸

  E. 六味地黄丸

【考点提示】C。如二便不通，阳实水肿，可用峻下通水的舟车丸，但为使峻下而不伤正气，常配合四君子丸用。

【A型题】5. 下列配伍应用的组药中，属于不合理联用的是（　　）

  A. 附子理中丸与四神丸

  B. 归脾丸与人参养荣丸

  C. 朱砂安神丸与天王补心丸

  D. 六味地黄丸与益中补气丸

  E. 二陈丸与平胃散

【考点提示】C。朱砂安神丸与天王补心丸合用，两者均含朱砂，均会增加有毒药味的服用量，加大患者产生不良反应的危险性。

【A型题】6. 因含有雄黄，过量服用可致肝肾功能损害的中成药是（　　）

  A. 牛黄上清丸　　　　B. 牛黄降压丸

C. 牛黄解毒片　　　　　D. 冠心苏合丸

E. 桂枝茯苓丸

【考点提示】C。含雄黄的中成药有牛黄解毒丸（片）、六神丸、喉症丸、安宫牛黄丸、牛黄清心丸、牛黄镇惊丸、牛黄抱龙丸、牛黄至宝丸、追风丸、牛黄醒消丸、紫金锭（散），以及三品等。

【A型题】7. 某男，65岁。因肾虚作喘，服用金匮肾气丸后症状稍有缓解，但出现口燥咽干等症状，为进一步改善症状，执业药师建议加服的中成药是（　　）

A. 蛇胆川贝液　　　　　B. 生脉饮

C. 清气化痰丸　　　　　D. 参苏丸

E. 桂龙咳喘宁胶囊

【考点提示】B。用金匮肾气丸治疗肾虚作喘，但若久治不愈，阳损及阴，兼见咽干烦躁者，当配麦味地黄丸、生脉散或参蛤散同用，以平调阴阳、纳气平喘，且防止金匮肾气丸燥烈伤阴，降低副作用。阴虚的选用清补型滋补剂，如生脉饮。

【B型题】(8～10题共用备选答案)

A. 健脾养心　　　　　　B. 升阳举陷

C. 疏肝和胃　　　　　　D. 益气健脾

E. 温补气血

8. 补中益气丸既能补中益气，又能（　　）

9. 香砂六君丸既能和胃，又能（　　）

10. 人参健脾丸既能益气补血，又能（　　）

【考点提示】B、D、A。补中益气丸功能主治：补中益气，升阳举陷。用于脾胃虚弱、中气下陷所致的泄泻、脱肛、阴挺，症见体倦乏力，食少腹胀，便溏久泻，肛门下坠或脱肛，子宫脱垂。香砂六君丸功能主治：益气健脾，和胃。用于脾虚气滞，消化不良，嗳气食少，脘腹胀满，大便溏泄。人参健脾丸功能主治：健脾益气，和胃止泻。用于脾胃虚弱所致的饮食不化，脘闷嘈杂，恶心呕吐，腹痛便溏，不思饮食，体弱倦怠。

【B型题】（11～12题共用备选答案）

A. 益气养血　　　　B. 理气活血

C. 理气养血　　　　D. 理气止痛

E. 理气疏肝

11. 艾附暖宫丸既能暖宫调经，又能（　　）

12. 八珍益母丸既能活血调经，又能（　　）

【考点提示】C、A。艾附暖宫丸功能主治：理气养血，暖宫调经。用于血虚气滞、下焦虚寒所致的月经不调、痛经，症见经行后错，经量少，有血块，小腹疼痛，经行小腹冷痛喜热，腰膝酸痛。八珍益母丸功能主治：益气养血，活血调经。用于气血两虚兼有血瘀所致的月经不调，症见月经周期错后、经行量少、淋沥不尽、精神不振、肢体乏力。

【B型题】（13~14题共用备选答案）

A. 天麻丸与川贝枇杷露　B. 四神丸与更衣丸

C. 胆宁片与苏合香丸　　D. 复方丹参滴丸与速效救心丸

E. 乌鸡白凤丸与平胃散

13. 隐含有"十八反"的中成药药组是（　　）
14. 隐含有"十九畏"的中成药药组是（　　）

【考点提示】A、C。治疗风寒湿痹证的大活络丸、尪痹冲剂、天麻丸、人参再造丸等均含有附子，而止咳化痰的川贝枇杷露、蛇胆川贝液、通宣理肺丸等分别含有川贝、半夏，依据配伍禁忌原则，若将上述两组合用，附子、乌头与川贝、半夏当属相反禁忌同用之列。利胆中成药利胆排石片、胆乐胶囊、胆宁片等都含有郁金，若与六应丸、苏合香丸、妙济丸、纯阳正气丸、紫雪散等含丁香（母丁香）的中成药同时使用，就要注意具"十九畏"药物的禁忌。

第三节 中西药的联合应用

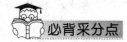

1. 黄连、黄柏与四环素、呋喃唑酮(痢特灵)、磺胺甲基异噁唑联用,治疗痢疾、细菌性腹泻有协同作用,<u>常使疗效成倍提高</u>。

2. 金银花能加强<u>青霉素对耐药性金黄色葡萄球菌的杀菌作用</u>。

3. 丙谷胺与**甘草、白芍、冰片**一起治疗消化性溃疡,有协同作用,并已制成复方丙谷胺(胃丙胺)。

4. <u>**甘草与氢化可的松**</u>在抗炎、抗变态反应方面有协同作用,因甘草甜素有糖皮质激素样作用,并可抑制氢化可的松在体内的代谢灭活,使其在血液中浓度升高。

5. 丹参注射液、黄芪注射液、川芎嗪注射液等与低分子右旋糖酐、能量合剂等同用,可<u>提高心肌梗死的抢救成功率</u>。

6. 丹参注射液与间羟胺(阿拉明)、多巴胺等升压药同用,不但能<u>加强升压作用,还能减少对升压药的依赖性</u>。

7. 用生脉散、丹参注射液与莨菪碱合用,治疗病态窦房结综合征，既可**适度提高心率，又能改善血液循环，从而改善缺血缺氧的状况**，达到标本兼治的目的。

8. 肿瘤患者接受化疗后常出现燥热伤津的阴虚内热或气阴两虚，治以**滋阴润燥清热或益气养阴中药**而取效。

9. **甘草与呋喃唑酮**合用治疗肾盂肾炎，既可防止呋喃唑酮胃肠道反应，又可保留呋喃唑酮的杀菌作用。

10. 氯氮平治疗精神分裂症有明显疗效，但最常见的不良反应之一是流涎。应用**石麦汤（生石膏、炒麦芽）30~60剂为1疗程**，流涎消失率为82.7%，总有效率达93.6%。

11. **白及、姜半夏、茯苓**等复方中药，可减轻碳酸锂治疗白细胞减少症引起的胃肠道反应。

12. **蒲黄炭、荷叶炭、煅瓦楞子等不宜与生物碱、酶制剂同服**，因为药物炭吸附生物碱及酶制剂，抑制其生物活性，影响药物的吸收。

13. 含有果胶类药物，如六味地黄丸、人参归脾丸、山茱萸等不宜与林可霉素（洁霉素）同服，同服后可**使林可霉素的透膜吸收减少90%**。

14. 一些含生物碱的中药如麻黄、颠茄、洋金花、曼陀罗、莨菪等，可抑制胃蠕动及排空，延长红霉素、洋地黄类强心苷药物在胃内的滞留时间，或使红霉素被胃酸破坏而降低疗效，或使强心苷类药物在胃肠道内的吸收增加，引起**洋地黄类药物中毒**。

15. 碱性中药如硼砂、红灵散、女金丹、痧气散等，能使氨基糖苷类抗生素如链霉素、庆大霉素、卡那霉素、阿米卡星等排泄减少，吸收增加，血药浓度上升，**药效增加 20～80 倍**，同时增加脑组织中的药物浓度，使耳毒性增加，造成暂时性或永久性耳聋，故长时间联用应进行血药浓度监测。

16. 含有鞣质类化合物的中药在与磺胺类药物合用时，导致血液及肝脏内磺胺类药物浓度增加，严重者可发生**中毒性肝炎**。

17. 银杏叶与地高辛合用可促进**主动脉内皮细胞内 Ca^{2+} 水平**，使地高辛的游离血药浓度明显升高，易造成中毒。

18. 药酒剂、酊剂中含有一定浓度的乙醇，乙醇是**常见的酶促剂**，它能使肝药酶活性增强。

19. 乙醇在与苯巴比妥、苯妥英钠、安乃近、利福平、二甲双胍、胰岛素等药酶诱导剂合用时，**使药物在体内代谢加速，半衰期缩短，药效下降**。

20. 乙醇与三环类抗抑郁药盐酸氯米帕明、丙米嗪、阿米替林及多塞平等配伍使用时，由于肝药酶的诱导作用，使代谢产物增加，从而增加**三环类抗抑郁药物的不良反应**。

21. 富含鞣质的中药大黄、山茱萸、诃子、五倍子、地榆、石榴皮、虎杖、侧柏叶等，在与淀粉酶、蛋白酶、胰酶、乳酶生等含酶制剂联用时，可与酶的酰胺键或肽键结合形成牢固的氢键缔合物，**使酶的效价降低，影响药物的代谢**。

22. 碱性中药如煅牡蛎、煅龙骨、红灵散、女金丹、痧气散、乌贝散、陈香露白露片等，与**尿液酸化药物诺氟沙星、呋喃妥因、吲哚美辛、头孢类抗生素**等联用时，酸性解离增多，排泄加快，使作用时间和作用强度降低。

23. 红霉素在碱性环境下抗菌作用强，当与含山楂制剂合用时，可**使血液中 pH 降低，导致红霉素分解，失去抗菌作用**。

24. 发生酸碱中和而降低或失去药效的联合应用的中西药配伍是**含有机酸成分的中药如乌梅、山茱萸、陈皮、木瓜、川芎、青皮、山楂、女贞子等，与一些碱性药物如氢氧化铝、氢氧化钙、碳酸钙、枸橼酸镁、碳酸氢钠、氨茶碱、氨基糖苷类抗生素**等。

25. 香连丸与广谱抗菌增效剂甲氧苄啶联用后，其**抗菌活性增强 16 倍**。

26. 六神丸、救心丹等含有蟾酥、罗布麻、夹竹桃等强心苷成分的中成药，不宜与**洋地黄、地高辛、毒毛花苷 K 等强心苷类**同用，会产生中毒。

27. 发汗解表药荆芥、麻黄、生姜等及其制剂（如防风通圣丸），与解热镇痛药阿司匹林、安乃近等合用，可致**发汗太过，产生虚脱**。

28. 人参鹿茸丸、全鹿丸等，不能与**磺酰脲类降糖药**联用。

29. **逍遥散或三黄泻心汤**等与西药催眠镇静药联用，既可提高对失眠症的疗效，又可逐渐摆脱对西药的依赖性。

30. **石菖蒲、地龙**与苯妥英钠等抗癫痫药联用，能提高抗癫痫的效果。

31. **大山楂丸、灵芝片、癫痫宁（含马蹄香、石菖蒲、甘松、牵牛子、千金子等）**与苯巴比妥联用，治疗癫痫有协同增效作用。

32. **芍药甘草汤**等与西药解痉药联用，可提高疗效。

33. **补中益气汤、葛根汤**等具有免疫调节作用的中药与抗胆碱酯酶药联用，治肌无力疗效较好。

34. **木防己汤、茯苓杏仁甘草汤、四逆汤**等与强心药地高辛等联用，可以提高疗效和改善心功能不全患者的自觉症状。

35. **苓桂术甘汤、苓桂甘枣汤**等与普萘洛尔类抗心律失常药联用，既可增强治疗作用，又能预防发作性心动过速。

36. **钩藤散、柴胡加龙骨牡蛎汤**等与抗高血压药甲基多巴、卡托普利等联用，有利于提高对老年高血压病的治疗效果。

37. **苓桂术甘汤、真武汤**等与脑血管疾病用药甲磺酸二氢麦角碱联用,可增强对体位性低血压病的治疗作用。

38. **桂枝茯苓丸、当归四逆加吴茱萸生姜汤**等与血管扩张药联用,可增强作用,其中的中药方剂对于微循环系统的血管扩张特别有效。

39. **黄连解毒汤、大柴胡汤**等与抗动脉粥样硬化、降血脂剂联用,可增强疗效。

40. **木防己汤、真武汤、越婢加术汤、分消汤**等与西药利尿药联用,可以增强利尿效果。

41. **枳实**与庆大霉素联用,枳实能松弛胆道括约肌,有利于庆大霉素进入胆道,增强抗感染作用。

42. **小青龙汤、柴朴汤**等与氨茶碱、色甘酸钠等联用,可提高对支气管哮喘的疗效。

43. **麦门冬汤、滋阴降火汤**等对老年咳嗽有镇咳作用,与磷酸可待因联用,可提高疗效。

44. **具有抗应激作用的中药如柴胡桂枝汤、四逆散、半夏泻心汤**等与治疗消化性溃疡的西药(H_2受体拮抗剂、制酸剂)联用,可增强治疗效果。

45. 具有保护肝脏和利胆作用的**茵陈蒿汤、茵陈五苓散、大柴胡汤**等与西药利胆药联用,能相互增强作用。

46. **茵陈蒿及含茵陈蒿的复方与灰黄霉素**联用,可增强疗效。

47. 氢氯噻嗪引起的不良反应最常见为<u>低血钾</u>。

48. <u>丹参注射液加泼尼松</u>，治结节性多动脉炎，有协同作用。

49. <u>炙甘草汤、加味逍遥散</u>等与甲巯咪唑等联用，可使甲状腺功能亢进症的各种自觉症状减轻。

50. <u>四逆汤</u>与左甲状腺素联用，可使甲状腺功能减退症的临床症状迅速减轻。

51. <u>延胡索</u>与阿托品制成注射液，止痛效果明显增加；若再加少量氯丙嗪、异丙嗪，止痛效果更优。

52. <u>洋金花</u>与氯丙嗪、哌替啶等制成麻醉注射液，用于手术麻醉不但安全可靠，而且术后镇痛时间长。

53. <u>十全大补汤、补中益气汤、小柴胡汤</u>等与西药抗肿瘤药联用，可以提高疗效。其中的中药可以提高自然杀伤细胞活性，还可能有造血及护肝作用。

54. 清肺汤、竹叶石膏汤、竹茹温胆汤、六味地黄丸等与抗生素类药联用，有<u>增强抗生素治疗呼吸系统反复感染的效果</u>。

55. 有些单味中药如<u>黄连、黄柏、葛根</u>等，具有较强的抗菌作用，如与抗生素类药物联用，可增强抗菌作用。

56. <u>麻黄</u>与青霉素联用，治疗细菌性肺炎，有协同增效作用。

57. 甲状腺功能亢进症、高血压病、动脉硬化、心绞痛患者应禁用**含盐酸麻黄碱的中成药**。

58. 碱性中药与苯唑西林、红霉素同服，可防止后者被胃酸破坏，**增强肠道吸收，从而增强抗菌作用**。

59. **柴胡桂枝汤**等具有抗癫痫作用的中药复方与西药抗癫痫药联用，可减少抗癫痫药的用量及肝损害、嗜睡等副作用。

60. **六君子汤**等与抗震颤麻痹药联用，可减轻其胃肠道副作用，但也可能影响其吸收、代谢和排泄。

61. **芍药甘草汤**等与解痉药联用，在提高疗效的同时，还能消除腹胀、便秘等副作用。

62. **小青龙汤、干姜汤、柴朴汤、柴胡桂枝汤**等与抗组胺药联用，可减少西药的用量和嗜睡、口渴等副作用。

63. **桂枝汤类、人参类方剂**与皮质激素类药联用，可减少激素的用量和副作用。

64. **八味地黄丸、济生肾气丸、人参汤**等中药与降血糖药联用，可使糖尿病患者的性神经障碍和肾功能障碍减轻。

65. **黄芪、人参、女贞子、刺五加、当归、山茱萸**等，与西药化疗药联用，可降低患者因化疗药而导致的白细胞降低等不良反应。

66. **黄连、黄柏、葛根**等具有较强抗菌作用的中药与抗生素类药联用，可减少抗生素的不良反应。

67. **黄精、骨碎补、甘草等**与链霉素联用，可消除或减少链霉素引发的耳鸣、耳聋等不良反应。

68. **逍遥散有保肝作用**，与西药抗结核药联用，能减轻西药抗结核药对肝脏的损害。

69. 用含麻黄类中药治疗哮喘，常因含麻黄素而导致**中枢神经兴奋**，若与巴比妥类西药联用，可减轻此副作用。

70. 小柴胡汤、人参汤等与丝裂霉素 C 联用，能**减轻丝裂霉素对机体的副作用**。

71. 含钙、镁、铁等金属离子的中药，如**石膏、瓦楞子、牡蛎、龙骨、海螵蛸、石决明、赭石、明矾等及其中成药**，不能与四环素类抗生素联用，因金属离子可与此类西药形成络合物，而不易被胃肠道吸收，降低疗效。

72. **含钙、镁、铁等金属离子的中药及中成药**，不能与异烟肼联用，因异烟肼分子中含有肼类官能团，与上述中药同服后，既会产生螯合效应，生成异烟肼与钙、铝、镁、铁、铋的螯合物，妨碍机体吸收；又能影响酶系统发挥干扰结核杆菌代谢的作用，从而降低疗效。

73. **含钙、镁、铁等金属离子的中药或中成药**，不能与左旋多巴联用，因左旋多巴中有游离酚羟基，与上述中药合用后，遇金属离子则会产生络合反应，生成左旋多巴与钙、铝、镁、铁、铋的络合物，影响其吸收，从而降低左旋多巴的生物效应。

74. **含雄黄类的中成药**，不能与硫酸盐、硝酸盐、亚硝酸盐及亚铁盐类西药合服，因雄黄所含硫化砷具有氧化还原性，遇上述无机盐类后即生成硫化砷酸盐沉淀物，既阻止西药的吸收，又使含雄黄类的中成药失去原有的疗效，并有导致砷中毒的可能。

75. 碱性较强的中药及中成药，如**瓦楞子、海螵蛸、朱砂等**，不宜与酸性药物如胃蛋白酶合剂、阿司匹林等联用，以免因联用而使疗效降低。

76. **碱性较强的中药及中成药**，不能与四环素族抗生素、奎宁等同服，因其可减少四环素族抗生素及奎宁等在肠道的吸收，使其血药浓度降低。

77. **含碱性成分的中药及中成药**，不能与维生素 B_1 同服，因其能中和胃酸而促使维生素 B_1 的分解，从而降低维生素 B_1 的药效。

78. 酸性较强的中药，如**山楂、五味子、山茱萸、乌梅及中成药五味子糖浆、山楂冲剂**等，不可与磺胺类药物联用。因磺胺类药物在酸性条件下不会加速乙酰化的形成，从而失去抗菌作用。

79. **酸性较强的中药及中成药**，不可与碱性较强的西药如氨茶碱、复方氢氧化铝、乳酸钠、碳酸氢钠等联用，因与碱性药物发生中和反应后，会降解或失去疗效。

80. 含鞣质较多的中药及其中成药，如**五倍子、地榆、诃子、石榴皮、大黄**等，不可与胃蛋白酶合剂、淀粉酶、多酶片等消化酶类药物联用。极易与鞣质结合发生化学反应，形成氢键络合物而改变其性质，不易被胃肠道吸收，从而引起消化不良、纳呆等症状。

81. 含鞣质较多的中药或中成药，不可与维生素 B_1 合用，因合用后会**在体内产生永久性结合物，并排出体外而丧失药效**。

82. **含鞣质较多的中药或中成药**，不可与西药索米痛片、克感敏片等同服，因同服后可产生沉淀而不易被机体吸收。

83. 含鞣质较多的中药或中成药，不可与四环素类抗生素及红霉素、利福平、灰黄霉素、制霉菌素、林可霉素、克林霉素、新霉素、氨苄西林等同时服用，因同服后可**生成鞣酸盐沉淀物，不易被吸收，从而降低药物的生物利用度与疗效**。

84. 含鞣质较多的中药或中成药，不可与**麻黄碱、小檗碱、士的宁、奎宁、利血平及阿托品类药物合用**，因鞣质是生物碱沉淀剂，同用后会结合生成难溶性鞣酸盐沉淀，不易被机体吸收而降低疗效。

85. 含鞣质较多的中药或中成药，不可与**含金属离**

子的西药如**钙剂、铁剂、氯化钴等合用**，因同服后可在回盲部结合，生成沉淀，致使机体难于吸收而降低药效。

86. 含有皂苷成分的中药，如人参、三七、远志、桔梗等，不宜与酸性较强的药物合用。因在**酸性环境与酶的作用下，皂苷极易水解失效**。

87. 含有皂苷成分的中药，不宜与**含有金属离子的盐类药物如硫酸亚铁、碱式碳酸铋等合用**，因同服后可形成沉淀，致使机体难于吸收而降低疗效。

88. 含蒽醌类的中药，如**大黄、虎杖、何首乌等**，不宜与碱性西药联用，因蒽醌类的化学成分在碱性溶液中易氧化失效。

89. 炭类中药及瓦楞子、牡蛎等，不宜与多酶片、胃蛋白酶等联用，因为**炭类中药等会吸附酶类制剂，从而降低疗效**。

90. 金银花、连翘、黄芩、鱼腥草等及其中成药，**不宜与菌类制剂如乳酶生、促菌生等联用**，因金银花、连翘、黄芩、鱼腥草等及其中成药具有较强抗菌作用，服用后在抗菌的同时，还能抑制或降低西药菌类制剂的活性。

91. 蜂蜜、饴糖等含糖较多的中药及其制剂，不可与**胰岛素、格列本脲等治疗糖尿病的西药同用**，以免影响药效。

92. 含钙较多的中药或中成药,如**石膏、龙骨、牡蛎、珍珠、蛤壳及瓦楞子等**,不可与洋地黄类药物合用,因钙离子为应激性离子,能增强心肌收缩力,抑制 Na^+,K^+-ATP 酶活性(也可以说与强心苷有协同作用),从而增强洋地黄类药物的作用和毒性。

93. 含汞类中药及其制剂,如**朱砂、轻粉、朱砂安神丸、仁丹、紫雪散、补心丹、磁朱丸等**,不能与溴化钾、三溴合剂、碘化钾、碘喉片等同服,因汞离子与溴离子或碘离子在肠中相遇后,会生成有剧毒的溴化汞或碘化汞,从而导致药源性肠炎或赤痢样大便。

94. 含汞的中药及其制剂,不能长期与含苯甲酸钠的咖溴合剂,或以苯甲酸钠作为防腐剂的制剂同服,因同服后可**产生可溶性苯汞盐,引起药源性汞中毒**。

95. 含汞的中药或中成药,不能与**具有还原性的西药如硫酸亚铁、亚硝酸异戊酯同服**,同服后能使 Hg^{2+} 还原成 Hg^+,毒性增强。

96. 含有机酸类的中药及中成药,不能与磺胺类西药同服,因同服后**易在肾小管中析出结晶,引起结晶尿、血尿,乃至尿闭、肾衰竭**。

97. 含大量有机酸的中药及其制剂,不可与**呋喃妥因、利福平、阿司匹林、吲哚美辛等同服**,因前者能增加后者在肾脏中的重吸收,从而加重对肾脏的毒性。

98. 含水合型鞣质而对肝脏有一定毒性的诃子、五倍子、地榆、四季青等,以及含有这些药物的中成药,不能与对肝脏有一定毒性的西药四环素、利福平、氯丙嗪、异烟肼、依托红霉素等联用,因联用后会**加重对肝脏的毒性,导致药源性肝病的发生**。

99. **含鞣质类中药如虎杖、大黄、诃子、五倍子等**,不能与磺胺类西药同服,因鞣质能与磺胺类药物结合,影响磺胺的排泄,导致血及肝内磺胺药浓度增高,严重者可发生中毒性肝炎。

100. 含碱性成分的中药及其制剂,不能与氨基糖苷类西药合用,因这些中药及其制剂能使机体对氨基糖苷类抗生素吸收增加,排泄减少,虽能提高抗生素的抗菌药力,但却增加了其**在脑组织中的药物浓度,使耳毒性作用增强,从而影响前庭功能,导致暂时或永久性耳聋及行动蹒跚**。

101. 含碱性成分的中药及其制剂,不能**与奎尼丁同用**,因其能使尿液碱化,增加肾小管对奎尼丁的重吸收,从而使排泄减少,血药浓度增加,引发奎尼丁中毒。

102. 含颠茄类生物碱的中药及其制剂,如**曼陀罗、洋金花、天仙子、颠茄合剂等;含有钙离子的中药,如**

石膏、牡蛎、龙骨等，均不可与强心苷类药物联用，因颠茄类生物碱可松弛平滑肌，降低胃肠道的蠕动，与此同时也就增加了强心苷类药物的吸收和蓄积，故增加了毒性。

103. 含麻黄碱的中药及其中成药，**如复方川贝精片、莱阳梨止咳糖浆、复方枇杷糖浆等**，不可与强心药、降压药联用。因麻黄碱会兴奋心肌β受体、加强心肌收缩力，与洋地黄、地高辛等联用时，可使强心药的作用增强，毒性增加，易致心律失常及心衰等毒性反应，同时麻黄碱也有兴奋α受体和收缩周围血管的作用，使降压药作用减弱，疗效降低，甚至使血压失去控制，可加重高血压患者的病情。

104. 含氰苷的中药，**如杏仁、桃仁、枇杷叶等**，不宜长期与镇咳类的西药如喷托维林等联用。因氰苷在酸性条件下，经酶水解后产生的氢氰酸虽有止咳功效，但在一定程度上抑制呼吸中枢，喷托维林等可加强其抑制作用，使呼吸功能受抑制。

105. 含乙醇的中成药如各种药酒等，不可与**镇静剂如苯巴比妥、苯妥英钠、安乃近等**联用，因联用后既可产生具有毒性的醇合三氯乙醛，又能抑制中枢神经系统，引起呼吸困难、心悸、焦虑、面红等不良反应，严重者可致死亡。

106. 含乙醇的中成药如各种药酒等，不可与**阿司匹林、水杨酸钠等抗风湿药**同服，因乙醇与水杨酸等对消化道均有刺激作用，同用后能增加对消化道的刺激性，严重者可导致胃肠出血。

107. 含乙醇的中成药如各种药酒等，不可与**三环类抗抑郁药丙米嗪、阿米替林、氯米帕明、多塞平等**同服，因前者可加快后者的代谢，从而增强三环类抗抑郁药毒性，甚至导致死亡。

108. 含乙醇的中成药如各种药酒等，不可与**抑制乙醇代谢的氯丙嗪、奋乃静、氟奋乃静、三氟拉嗪等吩噻类西药**同用，因后者能使前者分解缓慢，加重恶心、呕吐、头痛、颜面潮红等中毒症状。

109. 含乙醇的中成药如各种药酒等，不可与**胍乙啶、利血平、肼屈嗪、甲基多巴及妥拉唑啉等抗高血压药**联用，因同用后易产生协同作用引起体位性低血压。

110. 含乙醇的中成药如各种药酒等，不可与**对乙酰氨基酚**同服，因同用后二者的代谢产物对肝脏损害严重，有些患者对此类药极为敏感，从而可引起肝坏死及急性肾衰竭。

111. 含乙醇的中成药如各种药酒等，不可与**抗组胺类药如氯苯那敏等**联用，因同用后能增强对中枢神经系统的抑制，导致熟练技能障碍、困倦等不良反应等。

112. 含乙醇的中成药如各种药酒等，不可与**胰岛素及磺脲类降糖西药**同用或同服。因联用后会导致严重的低血糖，或头晕、呕吐，严重者可出现昏睡等酩酊反应，甚至出现不可逆性神经系统症状等。

113. 含乙醇的中成药如各种药酒等，不可与**磺胺及呋喃类抗生素**联用，因这两类西药均能抑制乙醇在体内的代谢，增加乙醇对机体的毒性作用，严重者亦可出现酩酊反应，而所含乙醇又能加重这两类西药对中枢神经的毒性。

114. 含乙醇的中成药如各种药酒等，不可与**硝酸甘油等扩张血管类西药**同用，因所含乙醇对交感神经和血管运动中枢有抑制作用，致使心肌收缩力减弱，血管扩张，从而与硝酸甘油的扩张血管作用产生协同作用，导致血压明显降低。

115. **海藻、昆布等含碘类中药及其制剂**，不宜与治疗甲状腺功能亢进的西药联用。因其所含的碘能促进酪氨酸的碘化，使体内甲状腺素的合成增加，不利于治疗。

116. **黄药子对肝脏有一定毒性**，不可与利福平、四环素、红霉素、氯丙嗪等本身也具有肝毒性的西药联用，以免引发药源性肝病。

117. 含格列本脲成分的中成药使用注意项之一：格列本脲可促进胰岛 β 细胞分泌胰岛素，抑制肝糖原分解和糖原异生，增加胰外组织对胰岛素的敏感性和糖的利用，**可降低空腹血糖与餐后血糖**。

118. 含格列本脲成分的中成药使用注意项之二：**常用量一般为 2.5mg/次，3 次/日**。

119. 含格列本脲成分的中成药使用注意项之三：磺胺过敏、白细胞减少患者禁用，孕妇及哺乳期妇女不宜使用，肝肾功能不全、体虚高热、甲状腺功能亢进者慎用。**服用过量易致低血糖**。

120. 含安乃近成分中成药的使用注意：安乃近多用于急性高热时退热，其退热作用强，易致患者大汗淋漓，甚至发生虚脱。长期应用可能引起**粒细胞缺乏症、血小板减少性紫癜、再生障碍性贫血**。

121. 乙酰氨基酚也称扑热息痛，是**乙酰苯胺类解热镇痛药**，可用于感冒或其他原因引起的高热和缓解轻中度疼痛。

122. 氯苯那敏也称扑尔敏，常用其马来酸盐，用于各种过敏性疾病，并与解热镇痛药配伍用于感冒，但有**嗜睡、疲劳乏力等不良反应**。因此在服药期间，不得驾驶车船、登高作业或操作危险的机器。

中药学综合知识与技能

历年考题

【A型题】1. 中西药联用能减少西药用量和副作用的药组是（　　）

　　A. 桂枝汤与皮质激素类

　　B. 复方川贝精片和降压药

　　C. 防风通圣丸与解热镇痛药

　　D. 大黄清胃丸与喹诺酮类

　　E. 五味子糖浆与磺胺类

【考点提示】A。桂枝汤类、人参类方剂与皮质激素类药联用，可减少激素的用量和副作用。

【A型题】2. 中西药联用会降低疗效的药组是（　　）

　　A. 参茸片和格列本脲

　　B. 灵芝片与苯巴比妥

　　C. 四逆汤与地高辛

　　D. 小青龙合剂与氨茶碱

　　E. 丹参注射液与多巴胺

【考点提示】A。

【A型题】3. 应慎用龙牡壮骨颗粒的是（　　）

　　A. 小儿脾虚证　　　　　B. 小儿实热证

　　C. 小儿体弱多汗　　　　D. 小儿夜惊不宁

中药的合理应用 **第九章**

E. 小儿食欲不振

【考点提示】B。龙牡壮骨颗粒，强筋壮骨，和胃健脾。用于治疗和预防小儿佝偻病、软骨病；对小儿多汗、夜惊、食欲不振、消化不良、发育迟缓等也有治疗作用。

【A型题】4. 可抑制胃蠕动及排空，延长某些药物在胃内滞留时间的中药是(　　)

　　A. 玫瑰花　　　　　　B. 旋复花
　　C. 金银花　　　　　　D. 合欢花
　　E. 洋金花

【考点提示】E。一些含生物碱的中药如麻黄、颠茄、洋金花、曼陀罗、莨菪等，可抑制胃蠕动及排空，延长红霉素、洋地黄类强心苷药物的滞留时间。

【A型题】5. 具有肝脏毒性的中药是(　　)

　　A. 使君子　　　　　　B. 黄药子
　　C. 女贞子　　　　　　D. 车前子
　　E. 牛蒡子

【考点提示】B。黄药子对肝脏有一定毒性，不可与利福平、四环素、红霉素、氯丙嗪等本身也具有肝毒性的西药联用，以免引发药源性肝病。

中药学综合知识与技能

【A 型题】6. 某男,因患慢性心衰,长期服用强心苷类药物,现咽喉红肿疼痛,音哑失声。下列中成药中,不宜与强心苷类药物同用的中成药是(　　)

　　A. 清音丸　　　　　　B. 金果饮
　　C. 六神丸　　　　　　D. 黄氏响声丸
　　E. 牛黄解毒片

【考点提示】C。六神丸、救心丹等含有蟾酥、罗布麻、夹竹桃等强心苷成分的中成药,不宜与洋地黄、地高辛、毒毛花苷 K 等强心苷类同用。

【A 型题】7. 中西药联用得当,相互为用,可取长补短,使疗效增强,病程缩短,药物的毒副作用减少。如与西药解痉药联用,既能提高疗效,又能消除西药腹胀、便秘等不良反应的方剂是(　　)

　　A. 补中益气汤　　　　B. 越婢加术汤
　　C. 芍药甘草汤　　　　D. 补阳还五汤
　　E. 苓桂术甘汤

【考点提示】C。芍药甘草汤等与西药解痉药联用,可提高疗效。

【B 型题】(8～11 题共用备选答案)
　　A. 疏风解表　　　　　B. 解表清热

C. 宣肺止咳　　　　　D. 益气解表

E. 解肌清热

8. 银翘解毒丸既能清热解毒，又能(　　)

9. 感冒清热颗粒既能疏风解表，又能(　　)

10. 葛根黄连丸既能止泻止痢，又能(　　)

11. 参苏丸既能疏风散寒、祛痰止咳，又能(　　)

【考点提示】A、B、E、E。银翘解毒丸疏风解表，清热解毒。用于风热感冒，症见发热头痛，咳嗽口干，咽喉疼痛。感冒清热颗粒疏风散寒，解表清热。用于风寒感冒，头痛发热，恶寒身痛，鼻流清涕，咳嗽咽干。葛根芩连片解肌，清热，止泻、止痢。用于湿热蕴结所致的泄泻，症见身热烦渴，下痢臭秽，腹痛不适。参苏丸益气解表，疏风散寒，祛痰止咳。用于体弱、感受风寒所致的感冒，症见恶寒发热、头痛鼻塞、咳嗽痰多，胸闷呕逆、乏力气短。

【B型题】(12~14题共用备选答案)

A. 散寒止痛　　　　　B. 泻火止痛

C. 活血止痛　　　　　D. 行气止痛

E. 缓急止痛

12. 天麻头痛片既能养血祛风，又能(　　)

13. 小建中颗粒既能温中补虚，又能(　　)

14. 复方黄连素片既能清热燥湿，止痢止泻，又能（   ）

【考点提示】A、E、D。天麻头痛片养血祛风，散寒止痛。用于风寒头痛，血虚头痛，血瘀头痛。小建中颗粒温中补虚，缓急止痛。用于脾胃虚寒，脘腹疼痛，喜温喜按，嘈杂吞酸，食少心悸及腹泻与便秘交替症状的慢性结肠炎，胃及十二指肠溃疡。复方黄连素片清热燥湿，行气止痛，止痢止泻。

【B型题】（15~17题共用备选答案）

A. 健脾消食　　　　　B. 解表散热
C. 疏肝解郁　　　　　D. 疏肝清热
E. 消胀止痛

15. 柴胡舒肝丸既能疏肝理气，又能（   ）

16. 护肝片既能疏肝理气，又能（   ）

17. 小柴胡颗粒既能疏肝和胃，又能（   ）

【考点提示】E、A、B。柴胡舒肝丸疏肝理气，消胀止痛。护肝片疏肝理气，健脾消食。小柴胡颗粒解表散热，疏肝和胃。

【B型题】（18~21题共用备选答案）

A. 缩短疗程　　　　　B. 降低毒性

C. 减少用量　　　　　D. 协同增效

E. 改善体质

18. 真武汤与氢氯噻嗪合用，能（　　）

19. 香连化滞丸与呋喃唑酮合用，能（　　）

20. 贞芪扶正胶囊与环磷酰胺合用，能（　　）

21. 苓桂术甘汤与地西泮合用，能（　　）

【考点提示】D、D、B、C。香连化滞丸与呋喃唑酮联用，可增强治疗细菌性痢疾的效果。地西泮有嗜睡等不良反应，若与苓桂术甘汤合用，地西泮用量只需常规用量的1/3，嗜睡等不良反应也因为并用中药而消除。

【B型题】（22~23题共用备选答案）

A. 影响药物吸收　　　B. 影响药物分布

C. 影响药物代谢　　　D. 增加药物排泄

E. 减少药物排泄

22. 麻仁丸与红霉素联用，能（　　）

23. 冰硼散与磺胺联用，能（　　）

【考点提示】A、D。含鞣质较多的中药有大黄、虎杖、五倍子、石榴皮等，因此中成药牛黄解毒片（丸）、麻仁丸、七厘散等不宜与口服的红霉素、士的宁、利福平等同用，因为鞣质具有吸附作用，使这些西药透过生物膜的吸收量减少，影响药物吸收。冰硼散可使尿液碱化，增加青霉素与磺胺类药物的排泄速度，降低药物有效浓度，抗菌作用明显降低。

【B型题】（24～25题共用备选答案）

  A. 山楂与磺胺嘧啶　　　B. 金银花与青霉素
  C. 山茱萸与林可霉素　　D. 五倍子与多酶片
  E. 石麦汤与氯氮平

24. 具有协同增效作用的中西药联合用药组是(　)

25. 能降低药物毒副作用的中西药联合用药组是(　)

【考点提示】D、E。金银花能加强青霉素对耐药性金黄色葡萄球菌的杀菌作用。氯氮平治疗精神分裂症有明显疗效，但最常见的不良反应之一是流涎。应用石麦汤（生石膏、炒麦芽）30～60剂为1个疗程，流涎消失率为82.7%，总有效率达93.6%。

【B型题】（26～28题共用备选答案）

  A. 乌梅与阿司匹林　　　B. 乌贝散与头孢立定
  C. 石膏与四环素　　　　D. 麻黄与呋喃唑酮
  E. 大黄与利福平

26. 能减少药物排泄的中西药联用药组是( )
27. 能发生酶抑反应的中西药联用药组是( )
28. 影响药物透过生物膜吸收的中西药联用药组是( )

【考点提示】A、D、E。有机酸成分的中药，如乌梅、山茱萸、陈皮、木瓜、川芎、青皮、山楂、女贞子等与磺胺类、大环内酯类药物及利福平、阿司匹林等酸性药物合用时，因尿液酸化，可使磺胺类和大环内酯类药物的溶解性降低，增加磺胺类药物的肾毒性，导致尿中析出结晶，引起结晶尿或血尿。增加大环内酯类药物的肝毒性，甚至可引起听觉障碍；可使利福平和阿司匹林的排泄减少，加重肾脏的毒副作用。含鞣质较多的中药有大黄、虎杖、五倍子、石榴皮等，因此中成药牛黄解毒片（丸）、麻仁丸、七厘散等不宜与口服的红霉素、士的宁、利福平等同用，因为鞣质具有吸附作用，使这些西药透过生物膜的吸收量减少。

【B型题】（29~31题共用备选答案）

A. 增加药物排泄　　B. 影响药物分布
C. 影响药物吸收　　D. 影响药物代谢
E. 减少药物排泄

中西药联用时会引起药动学上的相互作用，下列药

组中

29. 煅龙骨和呋喃妥因联用能（　　）
30. 陈皮与利福平联用能（　　）
31. 藿香正气水与二甲双胍联用能（　　）

【考点提示】A、E、D。碱性中药如煅牡蛎、煅龙骨、红灵散、女金丹、痧气散、乌贝散、陈香露白露片等，与尿液酸化药物诺氟沙星、呋喃妥因、吲哚美辛、头孢类抗生素等联用时，酸性解离增多，排泄加快，使作用时间和作用强度降低。含有机酸成分的中药，如乌梅、山茱萸、陈皮、木瓜、川芎、青皮、山楂、女贞子等与磺胺类、大环内酯类药物、利福平、阿司匹林等酸性药物合用时，可使利福平和阿司匹林的排泄减少。

【C型题】（32～34题共用题干）

某女，45岁。患有类风湿性关节炎，长期服用解热镇痛药，近期咽喉肿痛，牙痛，邻居介绍服用新癀片。患者购药时向药师咨询，希望了解该药的更多信息。药师询问患者一般情况和用药目的后，结合患者既往治疗情况，阻止了该患者购买新癀片。

32. 因为新癀片含有解热镇痛药，为防止重复用药，药师阻止了患者购药，新癀片所含的化学成分是（　　）

　　A. 双氯芬酸　　　　　　B. 对乙酰氨基酚

C. 布洛芬 D. 吲哚美辛

E. 安乃近

33. 药师进一步说明,若加用新癀片,造成解热镇痛药重复使用,会加大不良反应发生的可能性。关于该药发生不良反应的说法,错误的是( )

   A. 有头痛、眩晕风中枢神经系统反应

   B. 发生过敏反应常见为皮疹

   C. 常具有肠胃道反应

   D. 可引起肝肾损害

   E. 可引起粒细胞增高

34. 接着,药师向患者介绍服用该药的注意事项,正确的是( )

   A. 孕妇慎用

   B. 肝肾功能不全患者慎用

   C. 哺乳期妇女慎用

   D. 精神病患者慎用

   E. 溃疡病患者慎用

【考点提示】D、E、B。含吲哚美辛的中成药不良反应有胃肠道反应；中枢神经系统反应；造血系统损害可有粒细胞、血小板减少,偶有再生障碍性贫血；过敏反应常见为皮疹、哮喘、呼吸抑制、血压下降等。可引起肝肾损害。溃疡病、哮喘、帕金森病、精神病患者及孕妇、哺乳期妇女禁用;14岁以下儿童一般不用;老年患者及心功能不全、高血压病、肝肾功能不全、出血性疾病患者慎用。

【C型题】(35~36题共用题干)

某男,70岁,患糖尿病10年,长期服用西药降糖药,血糖稳定。今日听人介绍,又自行加服了中成药消渴丸。2日后,出现低血糖反应,遂去医院就诊。

35. 医师分析出现低血糖反应的原因,与过量服用降糖药有关。并告知患者,在其所服的消渴丸中因含有降糖类化学药,会与原用的降糖药产生叠加作用,消渴丸中所含的化学药成分是( )

  A. 二甲双胍   B. 格列苯脲
  C. 阿卡波糖   D. 罗格列酮
  E. 瑞格列奈

36. 进入冬季,患者加服中药膏方调补,一段时间后,出现血糖波动,时有升高,分析其原因,是与其所服膏方中的某些中药有关,下列中药能使血糖升高的药组是( )

  A. 鹿茸、甘草   B. 麦冬、沙参
  C. 天冬、赤芍   D. 肉苁蓉、肉桂
  E. 制首乌、熟地黄

中药的合理应用 第九章

【考点提示】B、A。甘草、鹿茸具有糖皮质激素样作用,有水钠潴留和排钾效应,还能促进糖原异生,加速蛋白质和脂肪的分解,使甘油、乳酸等各种糖、氨基酸转化成葡萄糖,使血糖升高,从而减弱胰岛素、甲苯磺丁脲、格列本脲等降糖药的药效。

【X型题】37. 与氨茶碱合用会发生酸碱中和反应而降低或失去药效的中药有(　　)

　　A. 乌梅　　　　　　B. 木瓜
　　C. 山楂　　　　　　D. 麻黄
　　E. 女贞子

【考点提示】ABCE。含有机酸成分的中药如乌梅、山茱萸、陈皮、木瓜、川芎、青皮、山楂、女贞子等,与一些碱性药物如氢氧化铝、氢氧化钙、碳酸钙、枸橼酸镁、碳酸氢钠、氨茶碱、氨基糖苷类抗生素等合用时,会发生酸碱中和而降低或失去药效。

【X型题】38. 因富含鞣质,与乳酶生等含酶制剂联用时会产生抑酶作用的中药有(　　)

　　A. 诃子　　　　　　B. 麻黄
　　C. 女贞子　　　　　D. 地榆
　　E. 山茱萸

【考点提示】 ADE。富含鞣质的中药大黄、山茱萸、诃子、五倍子、地榆、石榴皮、虎杖、侧柏叶等,在与淀粉酶、蛋白酶、胰酶、乳酶生等含酶制剂联用时,可与酶的酰胺键或肽键结合形成牢固的氢键缔合物,使酶的效价降低,影响药物的代谢。

【X型题】 39. 与磺胺类药物合用,会使其在体内溶解性降低而引起结晶尿,导致肾毒性增加的中药有(　　)

A. 地榆　　　　　　　B. 乌梅

C. 陈皮　　　　　　　D. 木瓜

E. 女贞子

【考点提示】 BCDE。含有机酸成分的中药,如乌梅、山茱萸、陈皮、木瓜、川芎、青皮、山楂、女贞子等与磺胺类、大环内酯类药物及利福平、阿司匹林等酸性药物合用时,因尿液酸化,可使磺胺类和大环内酯类药物的溶解性降低,增加磺胺类药物的肾毒性,导致尿中析出结晶,引起结晶尿或血尿;增加大环内酯类药物的肝毒性,甚至可引起听觉障碍;可使利福平和阿司匹林的排泄减少,加重肾脏的毒副作用。

第十章　特殊人群的中药应用

第一节　老年人的中药应用

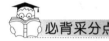

1. 老年人因各脏器的组织结构和生理功能退行性改变表现为：**细胞数减少、细胞内水分减少、组织局部血液灌流量减少、总蛋白减少**等"四少"现象。

2. 老年人肝肾功能、免疫功能均较成年人**减低1/3～1/2**。

3. 老年人合理应用中药的原则是：①**辨证论治，严格掌握适应证**。②**熟悉药品，恰当选择应用**。③**选择合适的用药剂量**。

4. 法莫替丁片为抗溃疡抗酸药，与含有多量黄酮类成分的银杏叶制剂同时服用可产生**络合效应，形成螯合物，影响疗效**。

5. 在服用抗酸类西药时应避免与含黄酮类的中药如

复方丹参片、复方丹参滴丸、银杏叶片等同时应用，应分时应用，一般来讲，以**间隔1小时为宜**。

6. 含有糖皮质激素样物质的中药甘草、鹿茸应避免与阿司匹林合用，防止**加重对胃黏膜的损伤**。

7. 小活络丸用药剂量为**20~100mg/kg**，具有良好的镇痛作用，按传统用药方案给药（1丸/次，2次/日）一般不会中毒。

8. **甘草1~3g 能调和药性，5~15g 能益气养心**，大量服用或小量长期使用，患者可出现水肿、低血钾、血压升高等。

9. 大黄用量**1~5g泻下，小剂量0.05~0.3g收敛而便秘**。

10. 苏木**量小和血，量大破血**。

11. 长期使用含马兜铃酸制剂可导致**慢性肾功能衰竭**。

12. 长期使用黄花夹竹桃（含强心苷），会发生洋地黄样**蓄积中毒**。

13. 胖大海作为保健饮料长期泡服，易致**大便溏泻、饮食减少、脘腹痞闷、消瘦**。

14. 长期服用天王补心丸、朱砂安神丸、紫雪丹、至宝丹等，会因**蓄积而出现慢性汞中毒**等。

15. 中医讲究按季节时令使用滋补药，即"**春暖平补""夏暑清补""秋燥润补""冬寒大补"。

历年考题

【B型题】(1~3题共用备选答案)

A. 麝香保心丸　　B. 六味地黄丸

C. 人参鹿茸丸　　D. 银杏叶制剂

E. 柴胡舒肝丸

1. 老年人服用地高辛时不宜同时服用的中成药是(　　)

2. 老年人服用法莫替丁时不宜同时服用的中成药是(　　)

3. 老年人服用二甲双胍时不宜同时服用的中成药是(　　)

【考点提示】A、D、C。麝香保心丸与地高辛等强心类药物联合用药，由于麝香保心丸中所含蟾酥的基本化学结构与强心苷相似，在化学结构上有相似之处，故具有与强心苷类药物地高辛相似的强心作用，联合应用势必会造成相同或相似功效的累加，产生拟似效应，诱发强心苷中毒，出现频发性早搏等心律失常不良反应。法莫替丁片为抗溃疡抗酸药，与含有多量黄酮类成分的银杏叶制剂同时服用可产生络合效应，形成螯合物，影响疗效。因此，在服用抗酸类西药时应避免与含黄酮类的中药如复方丹参片、复方丹参滴丸、银杏叶片等同时应用,应分时应用,一般来讲,以间隔1小时为宜。患有糖尿病的心脑血管患者用培元通脑胶囊、益心通脉颗粒、活血通脉片等含有甘草、人参、鹿茸等成分的中成药可使降糖药的疗效降低。因为,甘草、人参、鹿茸具有糖皮质激素样作用,可以促进糖原异生,升高血糖,与降糖药二甲双胍、消渴丸、阿卡波糖和胰岛素产生拮抗作用,导致降糖效果降低。

【B型题】(4~6题共用备选答案)

A. 人参归脾丸　　　B. 六味地黄丸
C. 人参健脾丸　　　D. 龟龄集
E. 龟鹿二仙膏

老年人因脏腑生理功能衰退,常感体力不济,神疲健忘,想服用滋补药增强体质,但选药时需辨别证候,合理使用。

4. 肾阴虚者宜选用(　　)
5. 心脾两虚者宜选用(　　)
6. 肾阳虚者宜选用(　　)

【考点提示】B、A、D。肾阴虚老人宜服用六味地黄丸。心脾两虚老人宜服人参归脾丸。偏于阳虚的应服用温补型滋补剂,如龟龄集。

【X 型题】7. 老年人长期泡胖大海导致的不良反应有( )

A. 清瘦
B. 饮食减少
C. 大便溏泄
D. 尿赤短痛
E. 脘腹痞闷

【考点提示】ABCE。老年人长期泡胖大海导致的不良反应有大便溏泻、饮食减少、脘腹胀闷、消瘦。

第二节 妊娠期患者和哺乳期患者的中药应用

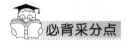

1. 若孕妇出现发热（因感染性疾病等原因），体温上升**1.5℃**就可以导致胎儿畸形。

2. 对新生儿影响最大的是乳汁中**浓度高于乳母血中浓度的药物**；其次是乳汁中浓度与乳母血中浓度相似的药物；再次是乳汁中浓度小于乳母血中浓度的药物。

3. 如**复方甘草口服液（含可待因）**，这些药虽在乳汁中量小，但因哺乳量大，新生儿对这类药物特别敏感，以不用为好。

第三节　婴幼儿患者的中药应用

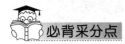

1. 婴幼儿患者合理应用中药的原则包括：**①用药及时，用量宜轻。②宜用轻清之品。③宜佐健脾和胃之品。④宜佐凉肝定惊之品。⑤不宜滥用滋补之品。**

2. 小儿若为风热表证，当以辛凉解散表邪，以**银翘散、桑菊饮为主**。

3. 小儿对外有表邪，内有火热之发热，仍以**辛凉解表**。顺其大热之势清而扬之，不宜用苦寒退热之品，以免闭遏邪气于里，攻伐正气。

4. 体虚夹湿热，而有口臭、便秘、舌苔黄腻的患儿**应先用清热除湿的藿香、黄芩、黄连、薏苡仁、陈皮**等，使热清湿化，然后再服调补中药。

5. 平时易感冒、多汗，属于气虚的儿童，可服用**补气固表的黄芪、太子参、白术**等。

6. 消瘦、面色萎黄、厌食、大便溏稀，属于脾虚，可选用健脾和胃消食的**山药、茯苓、白术、白扁豆、稻芽**等。

7. 若面色苍白、神疲乏力、夜寐不安、舌质淡，属于气血两虚的儿童，可给予**益气养血的黄芪、党参、当**

归、黄精、首乌、大枣**等。

8. 有些儿童生长发育迟缓、尿频、面色苍白、舌胖，属于肾虚，宜用**补肾的补骨脂、菟丝子、肉苁蓉、熟地黄**等。

历年考题

【A 型题】1. 特别适于小儿的针具（　　）

A. 毫针　　　　　　B. 芒针

C. 三棱针　　　　　D. 皮肤针

E. 皮内针

【考点提示】D。

【A 型题】2. 婴幼儿脏腑娇嫩，形体未充。下列关于婴幼儿用药原则的表述，错误的是（　　）

A. 用量宜轻　　　　B. 宜用轻清之品

C. 宜佐滋补之品　　D. 宜佐凉肝定惊之品

E. 宜佐健脾和胃之品

【考点提示】C。婴幼儿患者合理应用中药的原则包括：①用药及时，用量宜轻。②宜用轻清之品。③宜佐健脾和胃之品。④宜佐凉肝定惊之品。⑤不宜滥用滋补之品。

第四节 肾功能不全者的中药应用

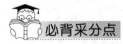

1. 肾功能不全者用药基本原则和注意事项有：①**明确疾病诊断和治疗目标。②忌用有肾毒性的药物。③注意药物相互作用，避免产生新的肾损害。④坚持少而精的用药原则。⑤定期检查，及时调整治疗方案。**

2. 雷公藤、草乌、益母草、蓖麻子、麻黄、北豆根等均可导致急性肾功能衰竭，含雷公藤类中成药有雷公藤片、雷公藤总苷、昆明山海棠片等，剂量稍大时即可出现血尿、蛋白尿、管型尿、腰痛和肾脏叩击痛。一般在服药数日后可出现**少尿型急性肾衰**。

3. **马兜铃、天仙藤、寻骨风**等均含**马兜铃酸**，中毒可致肾小管坏死出现面部浮肿，渐至全身水肿、尿频尿急，甚至出现急、慢性肾功能衰竭及尿毒症而死亡。

4. 含蛋白类（巴豆）、含挥发油类（土荆芥）、含皂苷类（土牛膝）、含蒽醌苷类（芦荟）和含其他苷类（苍耳子）等也可**导致急性肾功能衰竭**。

5. **茴香桔梗丸、云南白药、葛根素注射液、复方丹参注射液**等中成药也可引起急性肾功能衰竭。

6. 常见对肾功能有影响的动物类中药有**斑蝥、鱼胆、海马、蜈蚣、蜂毒等**。

7. 斑蝥的肾毒性极强，主要含有**斑蝥酸酐**，超量内服或外用或制药不慎均可引起中毒。

8. 鱼类的鱼胆含有胆汁毒素，可降低肝、肾、脑等脏器中细胞色素氧化酶活性，抑制细胞的氧化磷酸化，造成**肝、肾、脑的细胞广泛中毒坏死**。

9. 引起急性肾衰的含动物类中成药有：**牛黄解毒片、安宫牛黄丸、蚂蚁丸、蛔虫散**。

10. 常见对肾功能有影响的含砷类中药及中成药有：**砒石、砒霜、雄黄、红矾，以及中成药牛黄解毒片、安宫牛黄丸、牛黄清心丸、六神丸、砒枣散**等，均含砷元素。

11. 含砷类中药及中成药中毒表现有：**剧烈恶心、呕吐、腹痛、腹泻等消化系统症状和转氨酶升高、黄疸、血尿、蛋白尿等肝肾功能损害**。

12. 常见对肾功能有影响的含汞类中药及中成药有：**朱砂、升汞、轻粉、红粉，以及中成药安宫牛黄丸、牛黄清心丸、朱砂安神丸、天王补心丸、安神补脑丸、苏合香丸、人参再造丸、大活络丸等，均含汞元素**。

13. 含汞类中药及中成药中毒，泌尿系统表现为**少尿、蛋白尿，严重者可致急性肾功能衰竭**。

历年考题

【A型题】含咖啡因的中成药为(　　)

A. 金羚感冒片　　　　B. 桑菊感冒片

C. 感冒灵胶囊　　　　D. 荆防颗粒

E. 玉屏风颗粒

【考点提示】C。含咖啡因的中成药有感冒灵胶囊、感特灵胶囊、复方感冒灵片、新复方大青叶片、感冒安片、痰咳净散。

第五节　肝功能不全者的中药应用

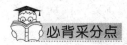

1. 肝功能不全者用药基本原则和注意事项有：①**明确疾病诊断和治疗目标。②忌用有肝毒性的药物。③注意药物相互作用，避免产生新的肝损害。④坚持少而精的用药原则。⑤定期检查肝功能，及时调整治疗方案。**

2. 加重肝损害的诱因包括：**空腹状态下服药；患者处于长期营养不良状态下服药；嗜酒者或饮酒后服药。**

3. 含皂苷的肝脏毒性中药有：**三七、商陆、黄药子。**

4. 引起肝损伤的毒蛋白类中药主要存在于一些中药的种子中，如**苍耳子、蓖麻子、望江南子、相思豆**等。

5. 蓖麻毒蛋白的作用机制是**阻断蛋白质的合成**，和相思豆毒蛋白机制相似，相思豆蛋白的毒性反应使肝脏坏死，淋巴充血。

6. 有一些毒性较大的活性肽，其中毒蕈植物中**毒蕈伞对肝脏损害最重**，其毒素为毒伞肽和毒肽，可损害细胞膜的功能，使肝细胞蛋白合成受到抑制引起肝脏损害。

7. 川楝子是含萜类肝脏毒性中药中最典型的一类药物，能引起**急性中毒性肝炎**，出现转氨酶升高、黄疸、肝肿大。

8. 五倍子、石榴皮、诃子等，长期大量应用可引起**肝小叶中央坏死、脂肪肝、肝硬化**。

9. 五倍子中含有大量可水解鞣质，进入机体后几乎全部被分解成倍酸与焦酸，极大量时可引起**灶性肝细胞坏死**。

10. 引起肝损伤的动物类中药有：**蜈蚣、鱼胆、蟾蜍、斑蝥、猪胆**。

11. 鱼胆对肝脏损伤的肝脏病理表现为**肝细胞普遍水肿，部分细胞水样变性或胞浆嗜酸性增强，可见点状或灶状乃至较广泛坏死**。

12. 蟾蜍能产生强烈的**刺激性物质蟾蜍毒素**，能致使肝脏损害。

13. 斑蝥中的斑蝥素具有一定的肝脏毒性，致**肝细胞混浊肿胀，脂肪变性、坏死**。

14. 含铅矿物药铅丹、密陀僧等主要损害**神经**、**造血**、**消化和心血管系统**，致使肝损伤。

历年考题

【A型题】1. 肝功能不全者应慎用的中药是（   ）
A. 枸杞子　　　　　　B. 菟丝子
C. 决明子　　　　　　D. 五味子
E. 川楝子

【考点提示】E。川楝子是含萜类肝脏毒性中药中最典型的一类药物，能引起急性中毒性肝炎，出现转氨酶升高、黄疸、肝肿大。

【X型题】2. 肝功能不全患者，因肝功能减退，药物代谢受到严重影响，在肝脏的作用时间延长。故此类患者应该在医师的指导下慎重选药，用药时执业药师可给予的合理用药指导有（   ）
A. 服药初始宜从小剂量开始
B. 不能使用有毒中药
C. 服药期间定期检查肝功能
D. 选择肝毒性小的药物
E. 注意观察用药后的反应

【考点提示】ACE。有肾毒作用中药不一定影响肝，肝功能不全患者忌用有肝毒性的药物。

第十一章 中药不良反应

第一节 药物不良反应概述

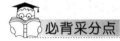

1. 药品不良反应是指合格药品在正常用法用量下出现的与**用药目的无关的有害反应**。

2. 严重药品不良反应包括：**导致死亡；危及生命；致癌、致畸、致出生缺陷；导致显著的或者永久的人体伤残或者器官功能的损伤；导致住院或者住院时间延长；导致其他重要医学事件，如不进行治疗可能出现上述所列情况的**。

3. 中药不良反应包括：**副作用、毒性作用、过敏反应、后遗效应、依赖性、特异反应性、致癌作用**等。

4. 与药物剂量有关的中药不良反应具有**剂量依赖性和可预测性**，个体易感性差异大，并受年龄、性别、病理状态等因素影响，一旦发生，后果十分严重，甚至可导致死亡。

5. **呼吸中枢麻痹**常为氰化物中毒致死的原因。

第二节　中药不良反应常见的临床表现

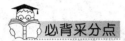

1. 中药不良反应常见的消化系统毒性反应有：**恶心、呕吐、食欲不振、腹痛、腹泻，甚至呕血、便血及肝脏损害**等。

2. 中药不良反应常见的神经系统毒性反应有：**口唇麻木或全身麻木、眩晕、头痛、失眠或嗜睡，严重时出现意识模糊、言语不清或障碍，甚至抽搐、惊厥、昏迷、呼吸抑制**等。

3. 中药不良反应常见的心血管系统毒性反应有：**心慌、胸闷、面色苍白、心率加快或减慢、心律失常、血压下降或升高、传导阻滞**等。

4. 中药不良反应常见的造血系统毒性反应有：**溶血性贫血、血小板减少性紫癜、再生障碍性贫血**等。

5. 中药不良反应常见的呼吸系统毒性反应有：**呼吸急促、咳嗽、呼吸困难、发绀，甚至引发急性肺水肿、呼吸衰竭或麻痹**等。

6. 中药不良反应常见的泌尿系统毒性反应有：**少尿或多尿、蛋白尿、管型尿、血尿、腰痛或肾区叩击痛、肾功能降低或衰竭、氮质血症、酸中毒、电解质平衡失调，甚至尿毒症**等。

7. 中药引起肝损害的临床表现主要为**全身症状和急性肝损害**。

8. 中药引起肝损害的全身症状为**纳差、乏力、恶心、厌油腻、尿黄等消化道症状及皮肤、巩膜黄染等**体征，也可有肝区疼痛、肝脏压痛、肝肿大；肝功能的改变，可有血清总胆红素升高、转氨酶异常升高，甲、乙、丙、丁、戊肝炎病毒检验全阴性，可有急性肝炎、慢性肝炎、脂肪变性而致的中毒性肝炎、急性亚急性黄色肝萎缩的表现。

9. 急性肾功能衰竭时可表现为服药后肾功能在**短时期内急剧地进行性下降**，氮质代谢废物积聚和电解质紊乱，可出现少尿或无尿，或非少尿性急性肾功能衰竭。常伴有肾性糖尿、低渗尿、低比重尿。

10. 肾小管性酸中毒，可有蛋白尿，尿中可见红细胞、白细胞、颗粒管型，尿 NAG 酶及溶菌酶升高。并可演变为慢性肾功能不全，患者可见**神昏、头痛、嗜睡、发热、全身浮肿、心慌气急**等。

历年考题

【A 型题】排除药物性肝损害的依据是(　　)

A. 肝肿大　　　　　　B. 肝脏压痛

C. 肝区疼痛　　　　　D. 转氨酶升高

E. 病毒检测阳性

【考点提示】E。中药引起肝损害的临床表现主要为全身症状和急性肝损害。全身症状为纳差、乏力、恶心、厌油腻、尿黄等消化道症状及皮肤、巩膜黄染等体征，也可有肝区疼痛、肝脏压痛、肝肿大；肝功能的改变，可有血清总胆红素升高、转氨酶异常升高，甲、乙、丙、丁、戊肝炎病毒检验全阴性，可有急性肝炎、慢性肝炎、脂肪变性而致的中毒性肝炎、急性亚急性黄色肝萎缩的表现。及时停药并对症治疗，多数患者临床症状和肝功能损害可于短期内恢复，预后良好。

第三节　引起中药不良反应发生的因素

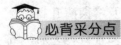

1. 引起中药不良反应发生的因素有：①<u>药物和使用的因素</u>。②<u>机体因素</u>。

2. 引起中药不良反应发生的药物和使用的因素包括：**品种混乱，炮制不当，剂量过大，疗程过长，辨证不准，配伍失度**。

3. 苍耳子有小毒，生品对肝脏有损害，需**炒黄去刺用**，炒后可使其有毒的植物蛋白变性凝固。

4. **肉桂过量会发生血尿**，麻黄过量出现**心率加快、血压升高、心律失常**等。

5. 定坤丹、调经丸、乌鸡白凤丸适用于妇科；而**催吐药、峻泻药则禁用于孕妇**。

6. 人群中的差异超过1%即称为**基因多态性**，它可以使药物代谢受到影响，表现出个体差异。

7. 肝、肾功能减退时**会延长中药在体内的停留时间**，容易引起中药不良反应或蓄积中毒。

历年考题

【A 型题】1. 过量服用会发生血尿的中药（　　）
A. 麻黄　　　　　　　B. 肉桂
C. 黄芪　　　　　　　D. 石斛
E. 人参

【考点提示】B。大多数中药不良反应的发生，都与超剂量使用有关，如肉桂过量会发生血尿，麻黄过量出现心率加快、血压升高、心律失常等。

【X型题】2. 导致发生中药不良反应的药物因素和使用因素有(　　)

  A. 用错品种   B. 炮制不当

  C. 剂量过大   D. 配伍失度

  E. 辨证错误

【考点提示】ABCDE。导致发生中药不良反应的药物因素和使用因素有：①品种混乱。②炮制不当。③剂量过大。④疗程过长。⑤辨证不准。⑥配伍失度。

第四节　医疗用毒性中药的中毒反应和基本救治原则

必背采分点

1. 乌头类中药材有：**川乌、草乌、附子、雪上一枝蒿**等。

2. 乌头类药物的中成药有：**追风丸、追风透骨丸、三七伤药片、附子理中丸、金匮肾气丸、木瓜丸、小金丸、风湿骨痛胶囊、祛风止痛片、祛风舒筋丸、正天丸、右归丸**等。

3. 乌头类药物有毒成分为乌头碱，一般中毒量为0.2mg，致死量为**2~4mg**。

· 282 ·

4. 乌头类药物中毒神经系统中毒表现为：**口舌、四肢及全身麻木，头痛，头晕，精神恍惚，语言不清或小便失禁，继而四肢抽搐，牙关紧闭，呼吸衰竭**等。

5. 乌头类药物中毒循环系统中毒表现为：**心悸气短、心律失常、血压下降、面色苍白、口唇发绀、四肢厥冷**等。

6. 乌头类药物中毒消化系统中毒表现为：**流涎、恶心、呕吐、腹痛、腹泻、肠鸣音亢进**。

7. 乌头类药物中毒原因有：**①过量服用为主要原因。②用法不当，如煎煮时间太短或生用。③泡酒服用。④个体差异引起蓄积性中毒**。

8. 乌头类药物中毒解救措施之一：清除毒物，**在无惊厥及严重心律失常情况下，反复催吐、洗胃**。

9. 乌头类药物中毒解救措施之二：**肌注阿托品 0.5～1.0mg**，根据病情可注射数次。如未见症状改善或出现阿托品毒性反应，可改用利多卡因静注或静滴。

10. 乌头类药物中毒解救措施之三：**对呼吸衰竭、昏迷及休克等垂危患者，酌情对症治疗**。

11. 乌头类药物中毒解救措施之四：**绿豆、甘草、生姜、蜂蜜等煎汤内服**。

12. 含马钱子的中成药有：**九分散、山药丸、舒筋丸、疏风定痛丸、伤科七味片**等。

13. 马钱子含番木鳖碱即士的宁，毒性大。成人服用 **5~10mg 即可中毒，一次服用 30mg 即可致死**。

14. 马钱子中毒表现为：**初期出现头晕、头痛、烦躁不安、面部肌肉紧张、吞咽困难；进而伸肌与屈肌同时做极度收缩，发生典型的士的宁惊厥、痉挛，甚至角弓反张，可因呼吸肌痉挛窒息或心力衰竭而死亡**。

15. 马钱子中毒解救措施之一：**患者需保持安静，避免声音、光线刺激（因外界刺激可引发惊厥痉挛），吸氧**。

16. 马钱子中毒解救措施之二：**清除毒物，洗胃、导泻。较大量的静脉输液，以加快排泄**。

17. 马钱子中毒解救措施之三：对症治疗，**痉挛时可静注苯巴比妥钠 0.2~0.3g**。

18. 马钱子中毒解救措施之四：**肉桂煎汤或甘草煎汤饮服**。

19. 含蟾酥的中成药有：**六神丸、六应丸、喉症丸、梅花点舌丸、麝香保心丸、麝香通心滴丸**等。

20. 含蟾酥的中成药主要毒性成分是**强心苷（蟾酥毒素）**。

21. 含蟾酥的中成药中毒循环系统表现为：**胸闷、心律失常、脉缓慢无力、心电图显示房室传导阻滞等。严重时面色苍白、口唇发绀、四肢厥冷、大汗虚脱、血压下降、休克，甚至心搏骤停而死亡**。

22. 含蟾酥的中成药中毒消化系统表现为：**恶心呕吐、腹痛、腹泻等**。

23. 蟾酥及含蟾酥的中成药中毒解救措施之一：**清除毒物，如洗胃、灌肠、导泻、较大量静脉输液。服用蛋清、牛奶保护胃黏膜并大量饮水或浓茶**。

24. 蟾酥及含蟾酥的中成药中毒解救措施之二：**对症治疗，如注射阿托品、服用颠茄合剂**等。

25. 蟾酥及含蟾酥的中成药中毒解救措施之三：**甘草、绿豆煎汤饮用，或以生姜捣汁、鲜芦根捣汁内服**。

26. 含雄黄的中成药有：**牛黄解毒丸（片）、六神丸、喉症丸、安宫牛黄丸、牛黄清心丸、牛黄镇惊丸、牛黄抱龙丸、牛黄至宝丸、追风丸、牛黄醒消丸、紫金锭（散）、三品**等。

27. 含雄黄的中成药中毒解救措施之一：**清除毒物，如催吐、洗胃、导泻、输液，服用牛奶、蛋清、豆浆、药用炭等吸附毒物，保护黏膜，必要时可应用二巯基丙醇类**。

28. 含雄黄的中成药中毒解救措施之二：**纠正水液代谢和电解质紊乱，抗休克、肾透析等对症治疗**。

29. 含雄黄的中成药中毒解救措施之三：**甘草、绿豆煎汤饮用，也可用中医对症治疗**。

30. 含朱砂、轻粉、红粉的中成药有：**牛黄清心丸、牛黄抱龙丸、抱龙丸、朱砂安神丸、天王补心丹、安神**

补脑丸、苏合香丸、人参再造丸、安宫牛黄丸、牛黄千金散、牛黄镇惊丸、紫雪、梅花点舌丸、紫金锭（散）、磁朱丸、更衣丸、复方芦荟胶囊。

31. 含朱砂、轻粉、红粉的中成药中毒消化系统表现为**恶心呕吐、腹痛腹泻、口中有金属味、流涎、口腔黏膜充血、牙龈肿胀溃烂**等。

32. 含朱砂、轻粉、红粉的中成药中毒泌尿系统表现为**少尿、蛋白尿，严重者可发生急性肾功能衰竭**。

33. 含朱砂、轻粉、红粉的中成药中毒解救措施之一：**清除毒物，如催吐、洗胃、导泻、输液，服用牛奶、蛋清**等。也可用二巯基丙醇类、硫代硫酸钠等解毒。

34. 含朱砂、轻粉、红粉的中成药中毒解救措施之二：**纠正水液代谢和电解质紊乱，抗休克、肾透析等对症治疗**。

35. 含朱砂、轻粉、红粉的中成药中毒解救措施之三：**甘草、绿豆煎汤饮，或以土茯苓煎汤饮**。

历年考题

【A型题】1. 因含有朱砂，如过量服用，可致急性肾功能衰竭的中成药是（　　）

A. 牛黄上清丸　　　　B. 天王补心丸

C. 牛黄降压丸　　　　D. 冠心苏合丸

E. 牛黄解毒丸

【考点提示】 B。含朱砂、轻粉、红粉的中成药有牛黄清心丸、牛黄抱龙丸、抱龙丸、朱砂安神丸、天王补心丸、安神补脑丸、苏合香丸、人参再造丸、安宫牛黄丸、牛黄千金散、牛黄镇惊丸、紫雪、梅花点舌丸、紫金锭（散）、磁朱丸、更衣丸、复方芦荟胶囊等。

【B型题】（2~4题共用备选答案）

A. 口舌、四肢及全身麻木，头痛，头晕，精神恍惚，牙关紧闭

B. 头晕，头痛，烦躁不安，面部肌肉紧张，吞咽困难，伸肌与肌同时收缩

C. 咽喉干痛、烧灼感，口中金属味，流涎，腹痛腹泻，出现各种出血症状，黄疸

D. 胸闷，心悸，心律不齐，四肢厥冷，血压下降，心电图显示房室传导阻滞

E. 严重脱水，低蛋白血症，水肿，精神错乱，幻觉，癫痫样发作

2. 马钱子中毒的主要临床表现为（　　）
3. 雄黄中毒的主要临床表现为（　　）
4. 蟾酥中毒的主要临床表现为（　　）

【考点提示】 B、C、D。马钱子中毒的主要临床表现为：初期出现头晕、头痛、烦躁不安、面部肌肉紧

张、吞咽困难；进而伸肌与屈肌同时做极度收缩，发生典型的士的宁惊厥、痉挛，甚至角弓反张，可因呼吸肌痉挛窒息或心力衰竭而死亡。雄黄中毒的主要临床表现为：①消化系统表现为口腔咽喉干痛、烧灼感、口中有金属味、流涎、剧烈恶心呕吐、腹痛腹泻，严重时类似霍乱。②各种出血症状，如吐血、咯血、眼结膜充血、鼻衄、便血、尿血等。③肝肾功能损害而引起转氨酶升高、黄疸、血尿、蛋白尿等。④严重者因心力衰竭、呼吸衰竭而死亡。⑤长期接触可引起皮肤过敏，出现丘疹、疱疹、痤疮样皮疹等。蟾酥中毒的主要临床表现有：循环系统表现为胸闷、心律失常、脉缓慢无力、心电图显示房室传导阻滞等；严重时面色苍白、口唇发绀、四肢厥冷、大汗虚脱、血压下降、休克，甚至心搏骤停而死亡。消化系统表现为恶心呕吐、腹痛、腹泻等。

【B型题】（5~8题共用备选答案）

A. 木瓜丸　　　　B. 舒筋丸
C. 醒消丸　　　　D. 苏合香丸
E. 独活寄生丸

5. 内含雄黄的中成药是（　　）
6. 内含乌头的中成药是（　　）
7. 内含朱砂的中成药是（　　）

中药不良反应 第十一章

8. 内含马钱子的中成药是( )

【考点提示】C、A、D、B。含雄黄的中成药有牛黄解毒丸（片）、六神丸、喉症丸、安宫牛黄丸、牛黄清心丸、牛黄镇惊丸、牛黄抱龙丸、牛黄至宝丸、追风丸、牛黄醒消丸、紫金锭（散）、三品等。内含乌头的中成药有追风丸、追风透骨丸、三七伤药片、附子理中丸、金匮肾气丸、木瓜丸、小金丸、风湿骨痛胶囊、祛风止痛片、祛风舒筋丸、正天丸、右归丸等。含朱砂、轻粉、红粉的中成药有牛黄清心丸、牛黄抱龙丸、抱龙丸、朱砂安神丸、天王补心丸、安神补脑丸、苏合香丸、人参再造丸、安宫牛黄丸、牛黄千金散、牛黄镇惊丸、紫雪、梅花点舌丸、紫金锭（散）、磁朱丸、更衣丸、复方芦荟胶囊。内含马钱子的中成药包括九分散、山药丸、舒筋丸、疏风定痛丸、伤科七味片等。

【X型题】9. 使用乌头类药物引起中毒的原因有( )

A. 过量服用　　　　　B. 泡酒服用
C. 使用生品　　　　　D. 煎煮时间太短
E. 个体差异引起蓄积性中毒

【考点提示】ABCDE。乌头类药物引起中毒的原因有：①过量服用为主要原因。②用法不当，如煎煮时间太短或生用。③泡酒服用。④个体差异引起蓄积性中毒。

第五节 常见中药品种的不良反应

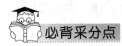

1. 中药饮片香加皮的消化系统不良反应为：**恶心、呕吐、腹泻等胃肠道症状**。

2. 中药饮片香加皮的心血管系统不良反应为：**心律失常，如心率减慢、早搏、房室传导阻滞**等。

3. 中药饮片香加皮中毒解救措施之一：**甘草15g、绿豆30g，水煎服**。

4. 中药饮片香加皮中毒解救措施之二：**心律失常时，干姜6g、附子12g、甘草6g、葱白2节，煎服**。每2~4小时服1次。禁用钙剂、拟肾上腺素药。

5. 中药饮片香加皮中毒解救措施之三：**心跳过缓时注射阿托品0.5~1mg，必要时重复注射**。

6. 中药饮片香加皮中毒解救措施之四：**呼吸困难时，可用山梗菜碱、尼可刹米**等。

7. 蓖麻毒素经呼吸道吸入、消化道摄入和肌内注射均可致人中毒，潜伏期一般为**4~8小时**。

8. 中药饮片蓖麻子的消化系统不良反应有：**口麻、咽部烧灼感、恶心、呕吐、腹痛、腹泻、出血性胃肠**

炎，黄疸及中毒性肝病**等。

9. 中药饮片蓖麻子的呼吸、循环系统不良反应为：**呼吸、循环衰竭**。

10. 中药饮片蓖麻子的网状内皮系统不良反应为：**严重脱水、低蛋白血症、水肿、毒血症、高热**。

11. 中药饮片蓖麻子的血液、泌尿系统不良反应是：**溶血；血便、血尿、少尿、尿闭等中毒性肾病**。

12. 中药饮片蓖麻子的神经系统不良反应是：**四肢麻木、步态不稳、烦躁不安、精神错乱、手舞足蹈、昏迷、幻觉、癫痫样发作**。

13. 中药饮片蓖麻子有时可伴发过敏反应如：**口唇青紫、荨麻疹**。

14. 中药饮片蓖麻子中毒解救措施是：**用1：4000高锰酸钾或2%～3%药用炭洗胃，口服5mg酒石酸锑钾催吐，用50%硫酸镁或硫酸钠导泻**。而后口服牛奶、蛋清、冷米汤等保护胃黏膜。

15. 伴有惊厥的蓖麻子中毒不良反应治疗时，可给**予镇静剂苯比妥钠或水合氯醛**等。

16. 伴有剧烈呕吐、腹泻的蓖麻子中毒不良反应治疗时，可**静脉滴注葡萄糖氯化钠注射液和乳酸钠注射液**，并给予止吐剂，心力衰竭时用强心剂。

17. 出现溶血的蓖麻子中毒不良反应治疗时，可用

激素，并给予补血药。有心律失常时，可给利多卡因抗心律失常。

18. 蓖麻子中毒不良反应治疗，出现过敏休克时，**皮下注射肾上腺素，静脉输入10%葡萄糖注射液、多巴胺、地塞米松、维生素C**。然后用5%葡萄糖注射液加氢化可的松、间羟胺、山梗菜碱、氨茶碱抢救。

19. 中药饮片蓖麻子不良反应的中药治疗方法有：**①仙人掌30g，捣烂如泥，加适量肥皂水灌肠。②甘草30g、沙参15g、金银花15g、黄连9g、云茯苓3g，水煎，分2次，早晚服。③防风30g、甘草15g，水煎至200mL，1次服**。

20. 常见中药饮片雷公藤中毒的消化系统反应症状为：**腹痛、腹泻，恶心、呕吐，食欲不振，肝损害**，少数可致伪膜性肠炎，严重者可致消化道出血。

21. 常见中药饮片雷公藤中毒的血液系统反应症状为：**血小板、白细胞、血红蛋白减少，严重者可发生急性粒细胞减少、再生障碍性贫血**等。

22. 常见中药饮片雷公藤中毒的生殖系统反应症状为：**男性患者表现为精子数量显著减少，长期用药还会导致性欲减退、睾丸萎缩；女性患者表现为月经紊乱、经量减少、卵巢早衰**。

23. 常见中药饮片雷公藤中毒的神经系统反应症状

为：**头晕、乏力、失眠、听力减退、嗜睡、复视，还可引起周围神经炎**。

24. 常见中药饮片雷公藤中毒的泌尿系统反应症状为：急性肾功能衰竭，服药后迅速出现或逐渐发生**少尿、水肿、血尿、蛋白尿、管型尿、腰痛或伴肾区叩击痛**，常常发生于过量中毒时。

25. 常见中药饮片雷公藤中毒的心血管系统反应症状为：**心悸、胸闷、心动过缓、气短、心律失常、心电图改变（ST－T 段改变）**，严重者可见血压急剧下降，个别出现室颤、心源性休克而死亡。

26. 常见中药饮片雷公藤中毒的皮肤黏膜损害反应症状为：**皮肤糜烂、溃疡、斑丘疹、荨麻疹、瘙痒**等。

27. 常见中药饮片雷公藤中毒的解救紧急处理：**中毒后立即停药、催吐、洗胃、导泻、灌肠、静脉输液**。

28. 中药饮片雷公藤中毒治疗时，如出现急性肾衰竭时，应用**渗透性利尿剂，如 20% 甘露醇，或低分子右旋糖酐，快速输入，给药后仍无尿，可静脉滴注呋塞米**。

29. 中药饮片雷公藤中毒治疗时，如**有急性溶血，可用碳酸氢钠碱化尿液**。

30. 中药饮片雷公藤中毒治疗时，如有**继发感染，及时应用抗生素**。

31. 黄药子不良反应一般常见症状为**乏力、纳差、尿**

黄、头晕、厌油腻，有的伴有巩膜、皮肤黄染，瘙痒，大便灰白等，严重者表现为急性肝炎等，有的患者伴有胆囊炎。大剂量服用可引起恶心、呕吐、脱发等症状。

32. 黄药子中毒解救首先用**1：5000 的高锰酸钾洗胃，用硫酸镁导泻，再口服药用炭、牛奶、蛋清**等。

33. 黄药子中毒解救应用保肝药如**葡醛内酯、维生素 C、消炎利胆和降低转氨酶的药物**等。如出现肝昏迷时，精氨酸加入 5% 葡萄糖注射液中静脉滴注。

34. 黄药子中毒解救时，如腹痛、腹泻、呼吸困难、瞳孔缩小，应**皮下注射阿托品**。

35. 黄药子中毒中药治疗方法有：**①生姜 30g 榨汁，加白米醋 60g、甘草 9g，水煎服。②岗梅 250g，清水 5 碗煎至 2 碗饮服。大量服绿豆汤。也可应用茵栀黄注射液**。

36. 吴茱萸不良反应有：**腹痛、腹泻、视力障碍、错觉、脱发、胸闷、头痛、眩晕或皮疹、流产**等症状。

37. 常见中药饮片吴茱萸中毒解救措施是：用**1：5000 的高锰酸钾洗胃，用硫酸镁导泻，内服牛奶、蛋清**等。腹痛时应用阿托品或颠茄合剂，视力障碍时可补充 B 族维生素等，其他对症治疗。

38. 中药饮片吴茱萸中毒中药治疗，剧烈腹痛、腹泻时，可用**地锦 24g、延胡索 9g、黄柏 9g、秦皮 12g、甘草**

15g，水煎，每 4 小时服 1 次，两次服完，连服 3~6 剂。

39. 中药饮片吴茱萸中毒中药治疗，视力障碍、毛发脱落时，用石斛 15g、黄芩 9g、谷精草 15g、菊花 12g、枸杞子 15g、生地黄 9g、甘草 6g，水煎，早晚各服 1 次。

40. 中药饮片鸦胆子不良反应的消化道症状为：恶心、呕吐，食欲不振，腹痛、腹泻，便血，胃肠道充血等。

41. 中药饮片鸦胆子不良反应的神经系统症状为：头昏，乏力，体温增高，四肢麻木或瘫痪，昏迷，抽搐等。

42. 中药饮片鸦胆子不良反应的泌尿系统症状为：尿量减少，双肾刺痛。

43. 中药饮片鸦胆子不良反应的心血管系统症状为：心率增快，严重者可心律失常致死。

44. 中药饮片鸦胆子中毒解救，有剧烈腹痛时，皮下注射硫酸阿托品。如有昏睡、呼吸困难时可吸氧，酌情先用中枢兴奋剂等，必要时进行人工呼吸。如有便血给予止血药。

45. 中药饮片鸦胆子中毒中药治疗时，胃肠出血用甘草 30g、远志 9g、沙参 15g、焦地榆 9g、血余炭 9g、三七 1.5g（冲服），水煎 2 次，合在一起，早晚分服。或用熟大黄 10g、白及 12g，水煎，每日 3 次服。

46. 白矾不良反应急性中毒的症状为：大剂量内服

可引起口腔、喉头烧伤，呕吐腹泻，虚脱，甚至死亡。

47. 白矾慢性中毒神经毒性症状为：阿尔茨海默病、痴呆和认知功能障碍。

48. 白矾慢性中毒骨骼症状为：骨软化和骨营养不良。

49. 白矾慢性中毒肝脏症状为：肝肾功能损伤。

50. 白矾慢性中毒血液系统症状为：非缺铁性的小细胞低色素性贫血等。

51. 白矾中毒解救措施有：①口服中毒者可用乳汁洗胃，内服镁盐作为抗酸剂。②服用阿拉伯胶浆或西黄芪胶浆，以保护消化道黏膜，减少毒物吸收。③静脉输入5%葡萄糖氯化钠注射液，以补充体液，稀释毒素。

52. 白矾中毒中药治疗方法有：①陈皮9g、半夏9g、云苓9g、甘草6g、白及15g，水煎，早晚服。②地榆炭15g、白及30g、藕节15g、黄连9g，共研为细末，每4小时冲服6g。③绿豆30g、甘草9g、法半夏9g、牡蛎21g、龙骨21g，水煎，早晚分服。

53. 中药饮片胆矾不良反应的消化系统症状为：流涎、恶心、呕吐、腹痛、腹泻、呕血、便血等，口涎、呕吐物、粪便多呈蓝绿色，口中有特殊金属味；黄疸、中毒性肝炎等症状。

54. 中药饮片胆矾不良反应的血液系统症状为：溶

血性贫血。

55. 中药饮片胆矾不良反应的泌尿系统症状为：**蛋白尿、血尿、少尿、无尿、氮质血症、急性肾功能衰竭或尿毒症等**。

56. 中药饮片胆矾不良反应的循环系统症状为：**血管麻痹、血压下降。铜离子对心脏损害可引起中毒性心肌炎，表现心动过速、心律失常及心力衰竭**。

57. 中药饮片胆矾不良反应的神经系统症状为：**头痛头晕、全身乏力，严重者出现脑水肿、痉挛、神经麻痹、谵妄、意识障碍等中毒性脑炎症状**。

58. 中药饮片胆矾中毒治疗，有溶血时**可用氢化可的松、碳酸氢钠，必要时输血。血压下降或心力衰竭时，给予抗休克治疗**。

59. 中药饮片胆矾中毒，中药治疗方法是：**乌豆衣30g、当归15g、黄芪30g、阿胶12g（烊化）、茵陈15g、三七末3g（冲水服），水煎服**。

60. 中药饮片蜈蚣不良反应的消化道症状为：**恶心、呕吐，腹痛、腹泻，十二指肠溃疡，黄疸，急性肝损害等**。

61. 中药饮片蜈蚣不良反应的循环系统症状为：**胸闷、气短，心律失常，血压下降等**。

62. 中药饮片蜈蚣不良反应的泌尿系统症状为：**急性肾功能损害，尿量减少等**。

63. 中药饮片蜈蚣不良反应的血液系统症状为：**溶血性贫血，酱油尿，黑便等**。

64. 中药饮片蜈蚣不良反应的神经系统症状为：**抽搐、面神经损害等**。

65. 中药饮片蜈蚣不良反应的过敏反应症状为：**过敏性皮疹、口唇肿胀、鼻黏性分泌物大量流出、呼吸困难等，严重者可致过敏性休克**。

66. 被蜈蚣咬伤后，立即用**火罐拔出毒液，并迅速用3%氨水或5%~10%碳酸氢钠液，或用肥皂水清洗伤口。局部冷湿敷**。

67. 蜈蚣中毒解救时，内服中毒后，用**2%~3%碳酸氢钠液洗胃，然后服药用炭，吸附毒素。输入5%葡萄糖氯化钠注射液或10%葡萄糖注射液并加入维生素C**。

68. 蜈蚣中毒解救时，**如有过敏性休克，可将氢化可的松加入液体中静滴，并皮下注射肾上腺素。如呼吸困难时，可选用山梗菜碱等呼吸兴奋剂**。

69. 蜈蚣中毒中药治疗时，脉搏缓慢，呼吸困难时，用**人参9g（先煎）、附子12g、五味子9g、甘草9g，水煎2次，合在一起，2次服完，每次间隔4小时，连续服2~4剂**。

70. 细辛急性毒性对**肺脏的病理损害最为严重**。

71. 细辛中毒时，常可出现头痛、呕吐、烦躁、出汗、

口渴、烦躁不安、面赤、呼吸急促、脉数、瞳孔散大、体温血压均升高，严重者可出现牙关紧闭、角弓反张、意识不清、四肢抽搐、尿闭，最后因呼吸麻痹而死亡。

72. 细辛不良反应有惊厥、痉挛等症状时，可给**地西泮或安宫牛黄丸治疗**。

73. 细辛不良反应，尿闭时进行**导尿或口服氢氯噻嗪**。

74. 细辛中毒中药治疗，中药导泻可用**枳壳 9g、厚朴 9g、菖蒲 9g、芒硝 9g（冲）、大黄 15g（后下），水煎 2 次合在一起，每 4 小时 1 次，2 次服完**。

75. 细辛中毒中药治疗，呼吸困难时用**半边莲 15g、茶叶 15g、甘草 9g，水煎 2 次，合在一起，每小时服 1 次，2 次服完**。

76. 细辛中毒中药治疗，出现意识不清、昏迷时，用**安宫牛黄丸 1 粒，加水 50mL，烊化鼻饲**。

77. 细辛中毒中药治疗，清醒后继续解毒用**金银花 15g、连翘 15g、生石膏 12g、西洋参粉 3g（冲服）、生甘草 30g、生地黄 9g、牡丹皮 9g，水煎至 400mL，分上下午 2 次服**。

78. 苍耳子不良反应的消化系统症状为：**恶心、呕吐，腹痛、腹泻，重者可见黄疸、肝肿大、消化道出血**等。

79. 苍耳子不良反应的神经系统症状为：**头痛、头**

晕等。

80. 苍耳子不良反应的循环系统症状为：**胸闷、心慌气短、血压下降、心律失常、房室传导阻滞**等。

81. 苍耳子不良反应的呼吸系统症状为：**呼吸困难、呼吸节律不整、肺水肿**等。

82. 苍耳子不良反应的泌尿系统症状为：**水肿、少尿、尿闭、血尿、尿失禁、肾功能异常、急性肾功能衰竭**等。

83. 苍耳子无胃肠道出血时的中毒解救，可催吐，**用1:5000高锰酸钾液洗胃，内服硫酸镁导泻，若服大量超过4小时者，应及早用1%~2%食盐水做高位灌肠**。

84. 苍耳子出血时的中毒解救，给以**维生素K等止血剂，必要时输血**。

85. 苍耳子肝脏明显损害时的中毒解救，**给糖皮质激素及维生素B_1、维生素B_{12}、维生素C等保肝药物**。在治疗期间暂禁脂肪类食物，其他对症治疗。

86. 苍耳子有肠胃道出血症状时，中药治疗方法是：用**甘草30g、远志9g、沙参15g、血余炭9g、三七粉1.5g（冲服），水煎2次，合并一起，每4小时1次，2次服完，连服2~6剂**。

87. 苦杏仁不良反应的表现为**眩晕、心悸、恶心、**

呕吐等中毒反应,重者出现昏迷、惊厥、瞳孔散大、对光反应消失,最后因呼吸麻痹而死亡。

88. 罂粟壳不良反应表现为昏睡或昏迷,抽搐,呼吸浅表而不规则,恶心,呕吐,腹泻,面色苍白,发绀,瞳孔极度缩小呈针尖样,血压下降等。

89. 罂粟壳中药中毒治疗方法有:①甘草30g、防风15g,水煎,分2次服。②半边莲9g、万年青6g,水煎,早晚各服1次。③人参9g(先煎)、五味子6g、麦冬12g,水煎服,或肌内注射或静脉注射生脉注射液,用于心力衰竭、低血压、呼吸麻痹、心源性休克。

90. 中成药壮骨关节丸的不良反应有:皮疹,瘙痒,恶心,呕吐,腹痛,腹泻,胃痛,血压升高,肝损害。

91. 中成药壮骨关节丸不良反应的用药指导:30天为一疗程,长期服用者每疗程之间间隔10~20天。

92. 中成药克银丸不良反应有:肝损害、剥脱性皮炎。

93. 中成药克银丸用药指导是:①患者必须在医生指导下使用,严格控制剂量和疗程,避免超量、长期使用。②在治疗过程中注意肝功能监测。③儿童、老年人、孕妇及哺乳期妇女慎用;有克银丸过敏史、肝功能不全患者禁用;对其他药物过敏者慎用。

94. 中成药白蚀丸不良反应是:肝损害。

95. 中成药白蚀丸用药指导是：**①患者必须在医师指导下使用，严格掌握适应证和禁忌证。②使用过程中，严格控制剂量和疗程，避免超剂量、长期服用；同时，在治疗过程中注意肝功能监测。③儿童、老年人及哺乳期妇女慎用；孕妇、肝功能不全患者禁用。**

96. 中成药痔血胶囊不良反应有：**肝损害为主，另有腹痛、皮疹、过敏样反应、头晕、头痛。**

97. 中成药痔血胶囊用药指导是：**①患者应严格遵医嘱用药，避免大剂量、长期连续用药；一旦出现纳差、尿黄、皮肤黄染等症状应及时停药就医。②用药过程中密切监测肝功能，肝功能异常或特异体质者慎用。③服药期间勿食辣椒等刺激性食物。**

98. 中成药鼻炎宁颗粒不良反应有：**过敏性休克、全身过敏反应、皮疹。**

99. 中成药鼻炎宁颗粒用药指导是：**①患者应在医师指导下严格按照说明书用药，对有药物过敏史或过敏体质的患者应避免使用。②首次用药及用药后30分钟内加强用药监护，出现面色潮红、皮肤瘙痒等早期症状应引起重视并密切观察，必要时及时停药并对症治疗。**

100. 中成药雷公藤制剂不良反应有：**药物性肝炎、肾功能不全、粒细胞减少、白细胞减少、血小板减少、**

闭经、精子数量减少、心律失常等；**严重者有肝肾功能异常、肾功能衰竭、胃出血**等。

101. 患者服用中成药雷公藤制剂时，必须在医师的指导下使用，**用药初期从最小剂量开始**。

102. 雷公藤制剂使用过程中，严格控制用药剂量和疗程，**一般连续用药不宜超过3个月**。

103. 雷公藤制剂用药期间应定期随诊并注意检查**血、尿常规，加强心电图和肝肾功能监测**。

104. 雷公藤制剂儿童、育龄期有孕育要求者、**孕妇和哺乳期妇女禁用；心、肝、肾功能不全者禁用；严重贫血、白细胞和血小板降低者禁用；胃、十二指肠溃疡活动期及严重心律失常者禁用。老年有严重心血管病者慎用**。

105. 维C银翘片不良反应，皮肤及附属器损害，表现为**全身发疹型皮疹伴瘙痒、严重荨麻疹、重症多形红斑型药疹、大疱性表皮松解症**。

106. 维C银翘片不良反应，消化系统损害，表现为**肝功能异常**。

107. 维C银翘片不良反应，全身性损害，表现为**过敏性休克、过敏样反应、昏厥**。

108. 维C银翘片不良反应，泌尿系统损害，表现为**间质性肾炎**。

109. 维 C 银翘片不良反应,血液系统损害,表现为**白细胞减少、溶血性贫血**。

110. 维 C 银翘片为中西药复方制剂,本品含**马来酸氯苯那敏、对乙酰氨基酚、维生素 C**。对本品所含成分过敏者禁用,过敏体质者慎用。

111. 服用维 C 银翘片期间不得**饮酒或饮用含有酒精的饮料**;不得同时服用与本品成分相似的其他抗感冒药。

112. 珍菊降压片不良反应,消化系统表现为**肝功能异常、黄疸、胰腺炎**等。

113. 珍菊降压片不良反应,精神神经系统表现为**头晕、视物模糊、运动障碍、麻木**。

114. 珍菊降压片不良反应,皮肤及附件损害表现为**剥脱性皮炎、全身水疱疹伴瘙痒**等。

115. 珍菊降压片不良反应,代谢和营养障碍表现为**低钾血症、低氯血症、低钠血症**。

116. 珍菊降压片与含有**盐酸可乐定、氢氯噻嗪和芦丁成分的药品联合使用时,应分别计算各药品中相同组分的用量**,以避免药物过量。

117. 停用珍菊降压片时应在**2～4 天缓慢减量**,以避免本品组分盐酸可乐定的撤药反应。

118. 复方青黛丸(胶丸、胶囊、片)不良反应,症状为**腹泻、腹痛、肝炎、肝功能异常、头晕**等；严重者临床主要表现为药物性肝损害和胃肠出血。

119. 使用复方青黛丸（胶丸、胶囊、片）的患者在医师指导下严格按照说明书用法用量用药，用药期间注意**监测肝生化指标、血象及患者临床表现，若出现肝脏生化指标异常、便血及腹泻等，应立即停药，及时就医**。

120. 孕妇和对复方青黛丸（胶丸、胶囊、片）过敏者禁用，**肝脏生化指标异常、消化性溃疡、白细胞低者禁用**。

121. 清开灵注射液严重过敏反应包括**过敏性休克、急性喉头水肿、过敏性哮喘、过敏性间质性肾炎**。

122. 清开灵注射剂**禁忌与其他药品混合配伍**。

123. 双黄连注射液全身性损害主要表现为**过敏性休克、过敏样反应、高热、寒战**等。

124. 双黄连注射液呼吸系统损害主要表现为**呼吸困难、呼吸急促、喉头水肿、支气管痉挛**等。

125. 双黄连注射液皮肤及其附件损害表现为**药疹、血管神经性水肿、剥脱性皮炎、重症多形性红斑**等。

126. 使用双黄连注射液，除临床必须使用**静脉输液外，尽量选择相对安全的口服双黄连制剂，或采用肌内注射方式给药**。

127. **有咳喘病、心肺功能疾病、血管神经性水肿、静脉炎的患者**避免使用双黄连注射液。

128. 建议双黄连注射剂**单独使用**，禁忌与其他药品混合配伍。

129. 参麦注射液不良反应有：过敏反应如**心慌、气短、胸闷、颜面潮红**等；严重过敏性反应如过敏性休克、呼吸困难。

130. 参麦注射液含人参，不宜与**含藜芦、五灵脂的药物同时使用**。

131. 莲必治注射液不良反应表现为**急性肾功能损害、皮疹、头晕、胃肠道反应、过敏样反应**等。

132. 莲必治注射液避免与**氨基糖苷类等有肾毒性药物联合使用**。

133. 患者用莲必治注射液后出现腰痛、腰酸等症状，应立即到医院就诊，检查**肾**功能情况。

134. 穿琥宁注射液不良反应，全身性损害主要表现为**过敏性休克、过敏样反应、发热、寒战**等。

135. 穿琥宁注射液不良反应，呼吸系统损害主要表现为**呼吸困难、胸闷、气促**等。

136. 穿琥宁注射液不良反应，皮肤黏膜损害表现为**重症药疹**等。

137. 炎琥宁注射液不良反应，全身性损害主要表现为**过敏性休克、过敏样反应、高热、乏力**等。

138. 炎琥宁注射液不良反应，呼吸系统损害主要表现为**呼吸困难、窒息、呼吸衰竭**等。

139. 炎琥宁注射液不良反应，皮肤及其附件损害表现为**剥脱性皮炎、重症药疹**等。

140. 生脉注射液不良反应，全身主要表现为**发热、寒战、过敏性休克、过敏样反应**等。

141. 生脉注射液不良反应，呼吸系统主要表现为**呼吸困难、胸闷、憋气、喉头水肿**等。

142. 生脉注射液不良反应，心血管系统主要表现为**发绀、心律失常、高血压**等。

143. 生脉注射液不良反应，皮肤及其附件损害主要表现为**皮疹、剥脱性皮炎**等。

144. 生脉注射液静脉输注时不应与其他药品混合使用，并**避免快速输注**。

145. 香丹注射液不良反应，全身性损害主要表现为**过敏样反应、过敏性休克、发绀、发热、寒战、晕厥**等。

146. 香丹注射液不良反应，呼吸系统损害主要表现为**呼吸困难、咳嗽、喉头水肿**等。

147. 香丹注射液不良反应，心血管系统损害主要表现为**心悸**等。

148. 香丹注射液不良反应，中枢及外周神经系统损害主要表现为**头晕、头痛**等。

149. 香丹注射液不良反应，皮肤及其附件损害主要表现为**皮疹、瘙痒**等。

150. 香丹注射液不良反应，胃肠系统损害主要表现为**恶心、呕吐**等。

151. 香丹注射液首次用药开始 30 分钟**发现异常，立即停药**，采用积极救治措施救治患者。

152. 脉络宁注射液不良反应，呼吸系统损害表现为**呼吸困难、憋气、喉头水肿**等。

153. 脉络宁注射液不良反应，全身性损害表现为**过敏样反应、寒战、发热、过敏性休克**等。

154. 脉络宁注射液不良反应，心血管系统损害表现为**胸闷、发绀、低血压、高血压**等。

155. 喜炎平注射液不良反应，全身性损害表现为**过敏样反应、过敏性休克**等。

156. 喜炎平注射液不良反应，呼吸系统损害表现为**呼吸困难**等。

157. 喜炎平注射液不良反应，皮肤及其附件损害表现为**全身皮疹**等。

158. 喜炎平注射液不良反应，心血管系统表现为**发绀**等。

中药不良反应 第十一章

159. 对**穿心莲类药物过敏者及孕妇**禁用喜炎平注射液。

160. 红花注射液不良反应表现为**呼吸困难、胸闷、过敏样反应、过敏性休克、寒战、发热、心悸**等。

161. 使用红花注射液时，对红花注射液或含红花的制剂有过敏或严重不良反应病史者禁用，**凝血功能不正常及有眼底出血的糖尿病患者禁用**，孕妇、哺乳期妇女及儿童禁用。

历年考题

【A型题】1. 因含有马来酸氯苯那敏，司机和登高作业者感冒时不宜服用的中成药是（ ）

A. 强力感冒片 B. 金羚感冒片
C. 抗感灵片 D. 感冒清热颗粒
E. 舒肺糖浆

【考点提示】B。金羚感冒片含有马来酸氯苯那敏成分，含马来酸氯苯那敏成分的中成药有嗜睡、疲劳、乏力等不良反应，因此在使用期间，不得驾驶登高作业。

【A型题】2. 因服用过量而发生药物不良反应，可致呼吸麻痹而死亡的中药是（ ）

A. 细辛 B. 使君子

C. 胆矾　　　　　　　　D. 雷公藤

E. 香加皮

【考点提示】A。细辛中的挥发油直接作用于中枢神经系统，最终可因呼吸中枢完全麻痹而致死。细辛中毒严重者可出现牙关禁闭、角弓反张、意识不清、四肢抽搐、尿闭，最后因呼吸麻痹而死。

【A型题】3. 近年来，涉及中药注射剂不良反应的报道较多，执业药师应高度关注。中药注射剂临床使用中最常见的不良反应是（　　）

A. 生殖毒性　　　　　　B. 致癌作用

C. 过敏反应　　　　　　D. 消化道反应

E. 血液系统损害

【考点提示】C。中药注射剂临床使用中最常见的不良反应为过敏反应。

【A型题】4. 临床使用清开灵注射液应特别监护的严重不良反应是（　　）

A. 肝损害　　　　　　　B. 过敏性休克

C. 骨髓抑制　　　　　　D. 肾损害

E. 脑卒中

【考点提示】B。清开灵注射液不良反应以各种类型

中药不良反应 第十一章

过敏反应为主,严重过敏反应包括过敏性休克、急性喉头水肿、过敏性哮喘、过敏性间质性肾炎。

【B型题】(5~7题共用备选答案)

A. 出现各种出血症状,严重脱水,低蛋白血症
B. 呼吸麻痹,昏迷惊厥,瞳孔散大,对光反射消失
C. 急性肾功能衰竭,粒细胞减少,再生障碍性贫血
D. 呼吸浅表不规则,面色苍白、发绀,瞳孔极度缩小呈针尖样
E. 四肢麻木,谵妄,痉挛,脑水肿,意识障碍,精神错乱

5. 罂粟壳中毒,严重者主要表现为( )
6. 雷公藤中毒,严重者主要表现为( )
7. 苦杏仁中毒,严重者主要表现为( )

【考点提示】D、C、B。罂粟壳中毒临床表现为昏睡或昏迷,抽搐,呼吸浅表而不规则,恶心、呕吐、腹泻,面色苍白、发绀,瞳孔极度缩小呈针尖样,血压下降等。雷公藤中毒血液系统表现为血小板、白细胞、血红蛋白减少,严重者可发生急性粒细胞减少、再生障碍性贫血等。苦杏仁中毒临床表现为眩晕、心悸、恶心、呕吐等中毒反应,重者出现昏迷、惊厥、瞳孔散大、对光反应消失,最后因呼吸麻痹而死亡。

【C型题】（8~9题共用题干）

某女，56岁。因患类风湿关节炎，服用壮骨关节丸，每日服2次，每次6g。服药月余后，出现纳差，乏力，尿黄如浓茶色，皮肤黄染、瘙痒，大便呈灰白色。遂收入院治疗。入院后进行各项检查，化验检查：ALT 316U/L，ALP 276U/L，GGT 231U/L，TbiL 171μmol/L，DbiL 105μmol/L，各项肝炎病毒学标志物检测均呈阴性。医师综合分析病情，考虑系药物不良反应，给予系统治疗。

8. 根据上述临床治疗，该患者发生的不良反应是（ ）

  A. 消化性溃疡 B. 胆汁淤积型肝炎

  C. 病毒性肝炎 D. 急性胰腺炎

  E. 急性胆囊炎

9. 上述案例提示，为避免或减少壮骨关节丸不良反应的发生，在患者用药前，药师应进行用药指导，重点强调服药疗程、间隔时间及相关检查。关于该药服用方法的描述，正确的是（ ）

  A. 疗程30天，间隔5天

  B. 疗程30天，间隔7天

  C. 疗程30天，间隔15天

  D. 疗程60天，间隔7天

  E. 疗程60天，间隔15天

【考点提示】 B、C。壮骨关节丸的不良反应有皮疹，瘙痒，恶心，呕吐，腹痛，腹泻，胃痛，血压升高，肝损害。在不良反应的报告中，服用 30 天后出现乏力，尿黄如浓茶色，皮肤黄染，伴明显皮肤瘙痒，大便呈灰白色。甲、乙、丙、丁戊型肝炎病毒学标志均呈阴性。属于胆汁淤积型肝炎。用药 30 天为 1 个疗程，长期服用者每疗程之间间隔 10~20 天。

【X 型题】 10. 临床使用双黄连注射剂应特别监护的严重不良反应（　　）

  A. 过敏性休克　　　　B. 血管神经性水肿
  C. 剥落性皮炎　　　　D. 重症多形性红斑
  E. 支气管痉挛

【考点提示】 ABCDE。临床使用双黄连注射剂应特别监护的严重不良反应：全身性损害主要表现为过敏性休克、过敏样反应、高热、寒战等，呼吸系统损害主要表现为呼吸困难、呼吸急促、喉头水肿、支气管痉挛等；皮肤及其附件损害表现为药疹、血管神经性水肿、剥脱性皮炎、重症多形性红斑等；其他损害包括肝功能损害、血尿、肾功能损害、过敏性紫癜、血压下降、视觉异常、听觉异常、抽搐、惊厥、昏迷等。

第六节 中药不良反应监测与报告

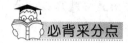

1. 药品不良反应监测方法有：①自愿呈报系统。②集中监测系统。③记录联结。④记录应用。

2. 自愿呈报系统优点是：监测覆盖面大，监测范围广，时间长，简单易行。

3. 自愿呈报系统缺点是：存在资料偏差和漏报现象。

4. 集中监测系统，在一定时间、一定范围内根据研究的目的不同分为病源性和药源性监测。

5. 病源性监测是以患者为线索，了解患者用药及药物不良反应情况。

6. 药源性监测是以药物为线索，对某一种或几种药物的不良反应的监测。

7. 我国集中监测系统采用重点医院监测和重点药物监测系统相结合。

8. 重点医院监测方法覆盖面虽然较小，但针对性强、准确性高。

9. 安定药与交通事故之间存在相关性，证实安定类药有嗜睡、精力不集中的不良反应，建议驾驶员、机器操作者慎用含有此类药物的中成药。

10. **阿司匹林与脑出血**间也存在相关性等。

11. 记录联结的优点是：**能监测大量的人群，有可能发现不常用药物的不常见不良反应**。可以计算不良反应发生率，能避免回忆和访视时的主观偏差，能发现延迟性不良反应。

12. 药品不良反应的监测报告范围包括：**新药监测期内的药品和进口药品**。

13. 新药监测期内的药品应报告该药品发生的所有不良反应；新药监测期已满的药品应报告该药品**引起的新的和严重的不良反应**。

14. 进口药品不良反应的监测报告，自首次获准进口之日起**5年内**，报告该进口药品发生的所有不良反应；**满5年的**，报告该进口药品发生的新的和严重的不良反应。

15. 我国《药品不良反应报告和监测管理办法》中要求对新的或严重的药品不良反应病例需用有效方式快速报告，必要时可以越级报告，最迟不超过**15个工作日**。